最佳食疗：

糖尿病

食疗

国际药膳食疗学会副会长、香港大学副教授

张群湘博士 著

长江出版传媒

湖北科学技术出版社

U0337471

图书在版编目（CIP）数据

糖尿病食疗 / 张群湘著. — 武汉：湖北科学技术出版社，2014.8
（最佳食疗）
ISBN 978-7-5352-6713-9

Ⅰ.①糖… Ⅱ.①张… Ⅲ.①糖尿病－食物疗法
Ⅳ.①R247.1

中国版本图书馆CIP数据核字（2014）第085808号

本书中文简体的出版发行由香港万里机构出版有限公司授权

责任编辑：刘焰红　李荷君　　　　　封面设计：烟　雨　曾雅明

出版发行：湖北科学技术出版社　　　　电　　话：027-87679468

地　　址：武汉市雄楚大街268号　　　邮　　编：430070
　　　　　（湖北出版文化城B座13-14层）

网　　址：http://www.hbstp.com.cn

印　　刷：北京缤索印刷有限公司　　　邮　　编：101111

880mm×1230mm　1/32　　　　4.5印张　　　　80千字
2014年8月第1版　　　　　　　　　　2014年8月第1次印刷
　　　　　　　　　　　　　　　　　　定　　价：28.00元

本书如有印装问题可找本社市场部更换

作者序

糖尿病是一种常见慢性病，近年来发病率逐渐上升，患者人群也逐渐年轻化。如果得不到良好的治疗和控制，会发生器官或系统的并发症，严重时甚至可危及生命，是仅次于癌症和心脑血管疾病，威胁人类健康的杀手。

日常为病人诊断时，经常见到一些患者仅重视寻找"灵丹妙药"，而不注重日常生活中的自我调养，结果药是吃了不少，血糖上升的趋势却没有得到控制。

其实，对付糖尿病仅用药物是不够的，想自己控制糖尿病，最好装备"五种武器"，当这"五种武器"运用自如时，你的健康就掌握在你手中了。你就是自己最好的医生！这"五种武器"可称为五种综合疗法：

饮食有节：是首要的武器，也是本书的重点。进行适当的饮食调养，是控制及调治糖尿病的基础。饮食有节的目的是减少糖类(碳水化合物)的摄入，注意合理膳食，以保证生命活动的需要。

适当运动：合理的运动可改善胰岛素的敏感性，使身体更好地利用血糖，可以在一定程度上降低血糖。

服用药物：治疗糖尿病的关键，也是控制病情的主要武器，合理选择降糖药是治疗糖尿病的重点，控制血糖上升的趋势及使血糖恢复到正常水平是治疗的目的。

情绪平稳：糖尿病是一种终身疾病，进行治疗和调养时一定要有耐心，保持情绪平稳，任何负面情绪(情绪紧张、忧虑、恐惧、盛怒、激动等)，都可使血糖升高。

检测血糖：经常检测血糖，及时了解糖尿病的病情变化，为调整治疗和调养措施提供参考，这也是调治糖尿病的武器之一。

张群湘

在繁华喧嚣的城市，人们似乎永远都是那样来来往往，匆匆忙忙，压力无处不在地蔓延着。

我不知道糖尿病会给我带来什么样的改变，我只知道自己和周围的孩子有很大的不同：吃药、打针成了家常便饭，不能吃其他小朋友爱吃的食物，不能参加自己喜爱的体育活动，看到最多的是忙碌中的爸爸和妈妈紧锁的眉头，听到最多的是你不能这样，不能那样……慢慢地，我的话越来越少，偶尔说几句，声音还有些微微发抖，遇到陌生人就更不敢说话了。

—— 糖尿病患者　小雯

每到天气转变，休息不好或者饮食不当的时候，我就会有咳嗽多痰、呼吸不畅的情况，还感到胸闷气短，我的气管及肺是否出了毛病？谁能帮到我？

—— IT夜猫子　阿威

诸如此类的话语，时不时就从我们身边人的口中蹦出。都市病越来越多，患者的年龄越来越小。养生保健几乎成了大多数都市人的一个关注点。

吃什么更有益于糖尿病患者？

怎样才能平稳度过更年期？

如何才能更好地保护肝脏？

改善骨质疏松的方法有哪些？

《最佳食疗》丛书，内容高度概括了都市人一些常见病的病理，将对应的实用饮食方法与特效中医养生完美结合起来，为患者以及未病的人们，提供科学的膳食指导，帮其走出误区。内容设计上，大胆突破了传统食疗书的保守与凝重，采用最接近大自然的色调，清新、亲切，给人们以心灵的安抚，使之沉静，在放松、愉悦的心境下尽情享受天然的美食，从而保健身体，战胜疾病。

目录

糖尿病的自然食疗

你我身边的糖尿病

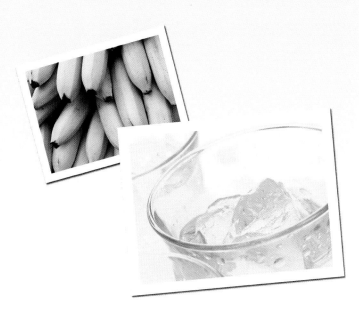

糖尿病预警信号

如何知道自己是否患有糖尿病？下面列举的这些现象你符合几条？

1. 出现口干、多饮、排尿量增加等现象，又找不到明确的原因。☐

2. 饭量增加，但体重下降，且容易疲倦。☐

3. 餐后出现反应性低血糖，表现为疲乏无力、出汗、颤抖、饥饿难忍。☐

4. 肥胖者。☐

5. 有糖尿病家族史。☐

6. 妇女有巨大儿分娩史（分娩的新生儿体重超过4千克）、反复流产或胎死宫内等异常产史。☐

7. 反复发生皮肤疮、疖、痈。☐

8. 伤口愈合非常缓慢或手术伤口不易愈合。☐

9. 男性发生阳痿。女性常发生阴道异常干燥或外阴瘙痒。☐

10. 少年儿童无明显原因出现疲乏无力、多饮、多尿。☐

11. 经常或者反复发生感染，比如泌尿系感染、疖肿及霉菌感染。☐

12. 易出现无痛性心肌梗死或原因不明的心律失常、心衰者。☐

13. 出现突如其来的视力减退，或白内障发展迅速。☐

14. 出现原因不明的尿潴留、尿失禁及出现尿液多泡沫现象。☐

15. 出现原因不明的手足麻木，感觉减退或消失，行走时似踩在棉垫上。☐

16. 出现经久不愈的肩周疼痛、僵硬、抬手和转肩吃力。☐

17. 出现顽固或间歇性腹泻，其特点是：日排便2~10次不等，常于餐后、夜间或清晨发生；大便呈糊状或水样，或表现为脂肪泻；腹泻与便秘交替出现。☐

18. 反复发生灼伤样皮肤水疱者。☐

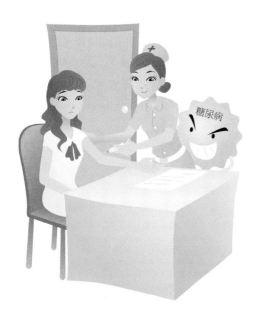

有了上述症状，还不能确定你是否真的患有糖尿病，应到医院做静脉抽血检查，以抽出的血糖浓度为准。根据1997年美国糖尿病协会(ADA)对糖尿病的最新诊断标准，如果血糖升高达到下列两项标准中的任意一项时，可诊断患有糖尿病。

空腹血糖≥7.0mmol/L或者餐后2小时血糖≥11.1mmol/L

糖尿病基本常识

糖尿病是一种慢性的全身性代谢性疾病，主要是由遗传和环境因素相互作用而引起的临床综合征。其特点是慢性高血糖，伴随胰岛素分泌及作用缺陷引起的糖、脂肪和蛋白质代谢紊乱。

糖尿病也是一种常见病，随着人们生活水平的提高，糖尿病的发病率在逐年增加，发达国家糖尿病的患病率已高达5%~10%。

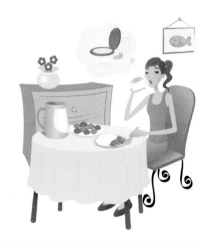

糖尿病的临床表现包括两个方面：一是血糖高"三多一少"，如吃得多、喝得多、排尿多、体重减少；另外就是并发症造成的症状，如眼、肾、神经、血管及心脏等病变，是一种终身疾病。

※ 典型症状

糖尿病的典型临床表现如下：

1 多尿、烦渴、多饮

由于糖尿、尿渗透压升高而肾小管重吸收水分减少，尿量增多，一日总量常在2~3升以上，偶尔可达10余升。因多尿失水，患者烦渴、多饮，其严重程度与血糖浓度、尿糖量和尿量成正比。

2 善饥多食

由于大量糖尿和糖分未能充分利用，伴以血糖过高，刺激胰岛分泌，食欲常亢进，易饥饿。如果患者食欲突降，甚至厌食，则应警惕存在酮症酸中毒等并发症。

3 疲乏、消瘦、虚弱

由于糖代谢障碍，高能磷酸键减少，出现氮负平衡，失水，重症者还会产生酮症酸中毒与电解质失衡，所以患者易感疲乏、虚弱无力，并且面容憔悴、精神不振、体重减轻等。久病幼儿身材矮小瘦弱、脸色萎黄、毛发干枯，生长发育受阻，体力多虚弱。

4 皮肤瘙痒

多见于女性阴部，一般由尿糖刺激所致。有时可并发白色念珠菌等真菌性阴道炎，瘙痒严重，常伴有多量白带等分泌物。

5 其他症状

有四肢酸痛、麻木、腰痛、性欲减退、阳痿不育、月经失调、便秘和视力障碍等。病程长而病情严重者，常可出现心血管、肾脏、脑、眼、肌肉、关节等并发症。肝脏亦可肿大，适当治疗后可恢复。少数患者可见皮肤发黄和胡萝卜素血症等。

早期常无症状，病情较重或失去控制时有口渴、多饮、多尿、多食以及体重减轻等典型临床表现。实验室检查可发现高血糖及糖尿。有些患者出现并发症时才发现患有糖尿病。

※ 常见分型

糖尿病根据发病机理，可分为**糖尿病I型**（Type 1 Diabetes Mellitus）和**糖尿病II型**（Type 2 Diabetes Mellitus）。

糖尿病I型患者：胰岛素分泌不足，故不能把血中过多的葡萄糖转化为糖原，导致血糖长期过高。I型糖尿病多由于自身免疫系统的失常，使胰脏分泌胰岛素的β细胞受损，具体原因还未完全掌握，也可能与遗传及病毒感染有关。

糖尿病II型患者：发病初期的胰岛素分泌大都没有问题，主要是由于体内的肌肉和脂肪中分布的胰岛素目标细胞（target cell）和受体对胰岛素的敏感度下降，形成胰岛素阻抗性（insulin resistance），使细胞不能有效摄取及利用葡萄糖，导致过多糖分积存在血液里。

※ 致病原因

正常人体内有一定浓度的葡萄糖，简称血糖。当我们进食以后，血液中的葡萄糖浓度升高，在胰岛素（由胰腺中的胰岛 β 细胞分泌）的作用下，血液中的葡萄糖进入细胞内，经过一系列生化反应，为人体的活动提供所需能量。

当人体中缺乏胰岛素，或者胰岛素不能有效发挥作用，或者靶组织细胞对胰岛素敏感性降低时，血液中的葡萄糖不能按正常方式进入细胞内进行代谢，导致血液中的葡萄糖浓度异常增高，而发生糖尿病。

糖尿病发生后，引起糖、蛋白质、脂肪、水和电解质等一系列代谢紊乱。糖大量从尿中排出，并出现多饮、多尿、多食、消瘦、头晕、乏力等症状。如果得不到很好的控制，进一步发展则会引起全身各种严重的急、慢性并发症，可导致眼、肾、神经、皮肤、血管和心脏等组织、器官的慢性并发症，以致最终发生失明、下肢坏疽、尿毒症、脑中风或心肌梗死，严重威胁到身体健康。

关于糖尿病的病因及发病机制，目前来说，主要与下面因素有关：

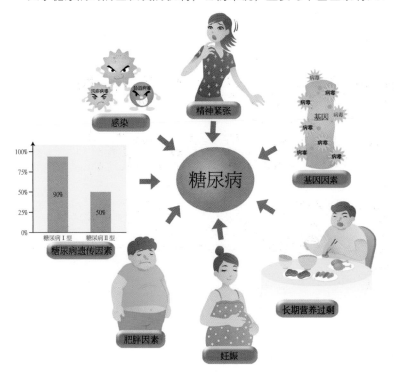

遗传因素

目前大多认为，糖尿病是遗传性疾病，糖尿病发病率在血统亲属中与非血统亲属中有显著差异，前者较后者高出5倍。糖尿病I型（胰岛素依赖型）的病因中遗传因素的重要性为50%，糖尿病II型（非胰岛素依赖型）中其重要性达90%以上，因此引起糖尿病II型的遗传因素明显高于糖尿病I型。

精神因素

精神的紧张、情绪的激动及各种应激状态，会引起升高血糖激素的大量分泌，如生长激素、去甲肾上腺素、胰升糖素及肾上腺皮质激素等。

肥胖因素及体力活动减少

目前认为，肥胖是糖尿病的一个重要诱发因素，约有60%~80%的成年糖尿病患者在发病前均为肥胖者，肥胖的程度与糖尿病的发病率呈正比。有研究认为：随着年龄增长，体力活动逐渐减少时，人体肌肉与脂肪的比例可影响糖尿病的发病率。25~75岁，肌肉组织会逐渐减少，这是肥胖老年人糖尿病明显增多的主要原因之一。

长期营养过剩

饮食过多而不节制，营养过剩，使潜在的功能低下的胰岛素β细胞负担过重，而诱发糖尿病。

感染

有研究认为，幼年型糖尿病与病毒感染有显著关系，感染本身不会诱发糖尿病，仅可以使隐形糖尿病得以外显。另有研究认为，肠道病毒、流行性腮腺炎病毒、风疹病毒等可损害胰岛β细胞，进而引发I型糖尿病。

妊娠

有专家认为，妊娠次数与糖尿病的发病有关，多次妊娠易诱发糖尿病。

基因因素

目前研究认为，糖尿病是由几种基因受损所造成：糖尿病I型与第六对染色体短臂上的HLA-D基因受损有关；糖尿病II型与胰岛素基因、胰岛素受体基因、葡萄糖溶酶基因和线粒体基因受损有关。

糖尿病的中医辨证治疗

　　辨证治疗是中医治疗糖尿病的核心，正确的治疗来源于正确的辨证。目前中医对糖尿病的分型治疗有如下几个方面：

【 阴虚热盛型 】

症状：渴喜冷饮，食多易饿，烦躁怕热，尿色深，大便不畅，舌红，苔黄，脉弦数或滑数。

治法：养阴清热。

方药：消渴方加味。方中重用花粉以生津止渴，配以黄连清心降火；生地、藕汁、母乳汁及百合养阴润燥增液；姜汁佐以和胃防苦寒伤胃。如口干甚者加麦冬、葛根各10克；便秘者加决明子30克；燥热便结加大黄3~6克。

【 气阴两虚型 】

症状：疲倦乏力，自汗或盗汗，气促，懒言，口渴多饮，心胸烦闷、手心热，心悸失眠，尿色深，大便不畅，舌红而干，舌胖大，花剥苔，脉细或细数。

治法：益气养阴。

方药：生脉饮加味。方中人参补益元气、生津止渴；麦冬养阴生津；五味子敛津生液。如乏力、自汗、气短较重者加生黄芪30克；多食善饥者加玉竹10~15克；口渴甚者加花粉20克。

【 瘀血内阻型 】

症状：面色晦暗，消瘦乏力，胸闷时刺痛，肢体麻木或刺痛，上述症状于夜间加重。唇色紫，舌暗紫或有瘀斑，或舌下静脉明显增粗，苔薄白或黄，脉细涩。

治法：活血化瘀。

方药：桃红四物汤。方中当归、川芎、芍药、地黄养血活血；桃仁、红花活血化瘀。可加丹参、益母草各30克，以加强活血的作用。

【 阴阳两虚型 】

症状：肢冷怕冻，面色苍白，耳鸣腰酸，大便稀烂，小便多而尿色浅。男性阳痿早泄。舌淡红，舌胖大，舌边有齿痕，舌苔薄白或白腻，脉细弱。

治法：温阳养阴。

方药：金匮肾气丸。方中以附子、肉桂温补肾阳，引火归元；六味地黄滋养肾阴，阴中求阳，协调阴阳。若夜尿多或尿如脂膏者加益智仁、菟丝子、生白果各10~15克；少尿或水肿者加生黄芪30克、白术10克、防己10~20克；五更泻者加补骨脂10~15克、吴萸10克、肉豆蔻10克；阳痿早泄加仙灵脾10~15克、仙茅10~15克。

【 阴阳欲绝型 】（多见于糖尿病酮症酸中毒昏迷或糖尿病高渗性昏迷患者）

症状：神志不清，反应迟钝，嗜睡，昏迷，气促声大，呼吸有酮味，皮肤干燥，多尿，舌红干，脉微细欲绝或脉细微而数。

治法：回阳救阴。

方药：生脉散加味。方中人参大补元气，回阳救逆；麦冬、五味子敛阴生津，清热止渴。若脉微欲绝者加附子10~15克以回阳救逆；若燥热炽盛内陷心包，内闭外脱者可酌情应用安宫牛黄丸或至宝丹以清热开窍。

　　1991年中国中医糖尿病学会辨证标准协作组通过对1504例糖尿病患者临床观察，将糖尿病分为糖尿病前期、糖尿病症状期、糖尿病并发症早期、糖尿病并发症中期、糖尿病并发症危重期五期论治。在这五期中，并发症早、中、晚三期划分主要依据糖尿病微血管和大血管病变作为参考，如根据视网膜病变、糖尿病肾病的严重程度来划分。

　　由于糖尿病的慢性病变主要伤及各个组织器官，往往成为糖尿病患者致死的主要原因，因此早期防治尤其重要。

糖尿病的饮食原则

所有的糖尿病患者均须控制饮食。

※ 热量控制

糖尿病患者总热量需要如下：

> 儿童的热量需要，1岁幼儿每日1000卡路里，每增1岁加100卡路里。
> 青春期女子每日需2400~2700卡路里，男子3000~3600卡路里。
> 成人肥胖者应限在每日1000~1475卡路里。
> 孕妇、哺乳、营养不良及有消耗性疾病者要酌情增加。

每千克体重蛋白质的需要量分别为：15岁以下儿童1.5~2.5克，成人1克，孕妇1.4克，哺乳妇女1.7克。

碳水化合物占总热量的50%~65%。其余热量则由脂肪提供。在脂肪总摄入量中，应使饱和脂肪酸减少到只占总量的1/3，其余为不饱和脂肪酸，同时将胆固醇限制在每日300毫克以下，肥胖患者应减少总热量及脂肪摄入量，若减肥效果不佳，再减少碳水化合物的摄取。

主食在早、午、晚三餐中的分配为2/5、3/5、1/5。活动多时适量加餐。注射胰岛素的患者，应在出现胰岛素高峰之前及活动多时按需要加餐，使用长效胰岛素者常需在晚上睡前加餐。

高纤维饮食是指每日摄入纤维超过40克，可以延缓肠道中葡萄糖的吸收及减少血糖上升的幅度。

食物的计算应根据当地食物供应情况设计食品交换成分，使患者能够更好掌握饮食。

※ 饮食控制

一般原则。

谨记基本原则：比例平衡、食量有度、辨证择膳。

注意食品的成分

糖尿病患者需要控制饮食，对于甜食、主食多有限制。现今市面上有许多低糖、无糖的食品，还有一些"无糖"的甜品，如"无糖月饼""无糖饼干"，其多用米、面粉加工而成，虽然标以"低糖""无糖"，但米、面粉仍属糖类食品，对于糖尿病患者来说，不宜放纵食用。

注意控制总热量

控制糖尿病患者的饮食主要是控制总热量，只要总热量在允许范围内，而且营养均衡，对食品的种类一般没有限制。

水果含糖虽高，但是只要将吃小果产生的热量计入每天的总热量之内，糖尿病患者吃水果是"不受限制"的（要相应减少其他食品的摄入）。

注意选择充饥品

饥饿感是糖尿病患者的一大痛苦。因此，选择哪些食物来充饥，是糖尿病饮食治疗的一个重要环节。

糖尿病患者的副食应该选择含蛋白质丰富的食品。如果条件允许，可选用瘦肉、鱼、鸭、蛋、牛奶等食品。

在脂肪方面，可以适量吃些豆油、花生油、粟米油等。在植物脂肪中，如椰子油、橄榄油含饱和脂肪酸较多。因此，不能笼统地拒绝食用动物脂肪，或盲目地食用植物脂肪。

1. 绿灯食物（优先选用）
下列蔬菜可供糖尿病患者优先选用

大白菜、菜心、菠菜、韭菜、菜花、青椒、苦瓜、丝瓜、番茄、绿豆芽、莴笋、茄子、空心菜等。

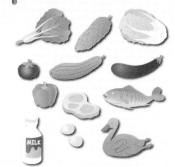

2. 黄灯食物（减少食用）
少吃淀粉较多的食物

例如红小豆、绿豆、莲藕、蚕豆、鲜豌豆等含淀粉偏多，所以应少吃。

少吃含高脂肪、高胆固醇的食物

例如牛油、奶油等，食物经高温油炸后，其中的不饱和脂肪酸及维生素常常遭到破坏，因而应少吃煎炸食品。

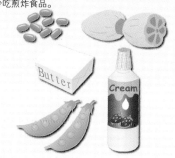

3. 红灯食物（避免食用）
易使血糖迅速升高的食物

白糖、红糖、冰糖、葡萄糖、麦芽糖、蜂蜜、巧克力、奶糖、水果糖、蜜饯、水果罐头、汽水、果汁、甜饮料、果酱、冰淇淋、甜饼干、蛋糕、甜面包及糖制糕点等。

易使血脂升高的食物

羊油、猪油、黄油、肥肉，对富含胆固醇的食物，更应特别注意，应该不吃或少吃，以防动脉硬化性心脏病的发生。

不宜饮酒

因为酒中只含有酒精不含其他营养素，所以酒只提供热能，长期饮用对肝脏不利，而且易引起血清甘油三酯的升高。少数服用磺脲类降糖药的患者，饮酒后易出现心慌、气短、面颊红燥等反应。

注意，糖尿病患者空腹饮酒易引起低血糖，所以，为了安全起见还是不饮酒为佳。

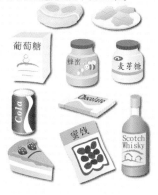

糖尿病的自然食疗

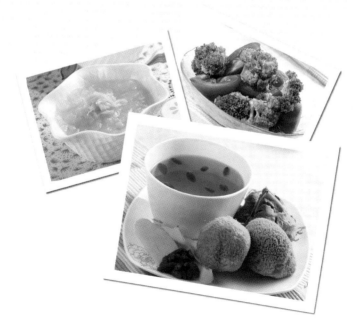

饮食误区 Q&A

 多吃粗粮是否有益无害?

一般来说，粗粮（如小米、紫米、高粱、燕麦、荞麦、麦麸等）含膳食纤维较多，有降糖、降脂、通便的功效，但是吃太多的粗粮，有可能增加胃肠的负担而影响营养素的吸收，造成营养不良。

 无糖食品多吃无妨的说法正确吗?

所谓无糖食品，一般指不含蔗糖或用其他甜味剂如木糖醇等替代的食品，这些甜味剂是低热量糖或无热量糖。但无糖饼干、无糖面包等仍然都是粮食做的，这些食品吃下去也会在体内转化成葡萄糖而导致血糖升高。因此，这类食品也应计入总热量范围内，不宜过量食用。

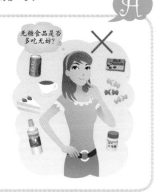

 没有"三多一少"的症状，是不是就说明没有患上糖尿病?

所谓"三多一少"症状是指：饮水增多，食量增多，小便增多，体重减少。其实，许多糖尿病患者并不一定有典型的"三多一少"症状，不同类型、不同病期的糖尿病患者会有轻重不同的症状，还可能有其他的临床表现，如出现皮肤瘙痒、不明斑点、皮肤损伤后持久难以愈合等，这些都可能是糖尿病的征兆。所以，判断是否患糖尿病，除了症状外，主要通过验血来确诊。

是不是年轻人就不会患糖尿病？

　　现在的都市人生活节奏紧张，工作压力大，饮食上常吃含有高脂肪、高蛋白、高热量的食物，加上坐得多、运动少、饮食无规律，经常见到40多岁就被诊断为糖尿病的人，所以年轻人未必不会患糖尿病。

 饭吃得越少，越有利于控制糖尿病的病情吗？

　　坊间有人认为，饭吃得越少对病情控制越有效。其实，主食（米饭、面等）摄入不足，会导致糖尿病并发症而加重病情。因为，主食减少过度，会导致总热量无法满足机体代谢的需要，这样就会使体内的脂肪、蛋白质大量分解，进而导致身体消瘦、营养不良，抗病能力低下，容易继发各种感染及产生低血糖，甚至出现饥饿性酮症，危及生命。

　　所以主食不可过量并不是说越少越好，这个要因人而异，适度摄入。一般每日碳水化合物摄入量，女性为200~250克，男性为300~350克。

 是否降糖药在手，饭量增加不用怕？

　　有些患者认为饭量增加了，多吃点降糖药就可以把它抵消掉，这是错误的想法。因为，暴饮暴食会加重胰腺的负担，而药物服用过量会增加药物的毒副作用。糖尿病的治疗是一项综合性的治疗，不是光靠药物就可以解决的，还必须注意饮食控制、药膳食疗及适量运动、情绪平稳等，以达到控制血糖、稳定病情的效果。

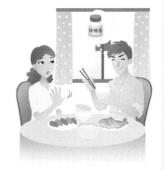

糖尿病患者是否宜少吃粮，多吃肉？

有患者认为糖尿病患者应当少吃米面之类的食物，而多吃些肉、蛋、豆腐等高蛋白食物，既不会引起血糖升高，还可补养身体。

其实，肉、蛋、鱼及豆腐等虽然含糖量不高，却富含蛋白质和脂肪，在体内仍可转变成葡萄糖，因此多吃也会升高血糖，只是比主食迟缓一些。糖尿病患者若长期摄入高蛋白饮食，会造成肾小球毛细血管内的压力增高，导致肾小球呈高滤过状态，加重肾小球的工作负担，使肾小球滤过膜损伤和肾小球硬化，过多蛋白质代谢产物（毒、废物）尿素氮，需经肾小球滤出，而增加肾脏负担，有可能损害肾功能。

一般来说，糖尿病患者每日蛋白质摄入量应占总热量的10%~15%，即相当于每天每千克标准体重0.8~1.2克，这样可以减轻肾脏负担，保护肾脏。

 "要严格控制食用动物油，而植物油则无妨"的说法正确吗？

有些人认为，多吃猪油、牛油等动物油有害健康，而植物油是健康食品，多吃无妨。其实，无论动物油还是植物油都是脂肪，脂肪会产生高热量。多吃容易超过每日所规定的总热量，而影响血糖的控制。此外，长期过多摄入脂肪，会使体重增加，导致体内胰岛素敏感性下降。

甜的水果含糖多，不宜食用吗？

一般来说，水果大都很甜，含糖多，长期以来被排除在糖尿病食品之外。其实，适当进食各种水果对糖尿病患者是很有裨益的。水果中含有丰富的维生素、矿物质等营养素和纤维素，这些是人体健康不可缺少的。因此，在血糖得到控制的情况下，应适量进食水果。

各种水果碳水化合物的含量约为6%~20%。应选择含糖量相对较低及升高血糖速度较慢的水果。一般而言，西瓜、苹果、雪梨、奇异果等含糖量较低，对糖尿病患者较为适宜。而香蕉、红枣、荔枝、菠萝、葡萄等含糖量较高，不宜多吃。

一般来说，即使食用含糖量相对较低的水果，也应减少主食，以使每日摄入的总热量保持不变。

 食品包装上标示"无糖"的食物能否多吃？

市场上经常见到许多"无糖食品"，如无糖糕点、无糖巧克力等。其实，无糖食品是指不含蔗糖和淀粉糖（葡萄糖、麦芽糖、果葡糖浆）的食品，有些含有食糖替代品如糖醇，包括木糖醇、山梨醇、麦芽糖醇、甘露醇等。这些无糖食品虽然没有加入蔗糖，但食品本身含有淀粉成分，还是有热量的。所以，有一部分人食用后仍然会出现血糖升高的现象。食用无糖食品时，要将其热量计算入主食的总热量，血糖才能保持稳定。

特效中药

中医从古至今治疗糖尿病大都是辨证施治、调节脏腑功能。一般认为，糖尿病的产生主要是由阴津损伤、燥热偏胜所致。就阴虚与燥热的相互关系来说，阴虚为本，燥热为标，两者互为因果，阴愈虚则燥热愈盛，燥热愈盛则阴愈虚。之所以要调节脏腑功能，是因为肺、胃、肾等功能减弱，且发挥不了正常应有的作用，而导致糖尿病的发生。三脏腑之中，虽然失调偏重有所不同，但时常都相互受到影响。所以，在治疗或调养糖尿病时，要兼顾多脏腑功能的调节。

患糖尿病时间长了，还会产生两种病变：一是阴虚亏损伤及阳，最后导致阴阳两虚。阳虚方面以肾阳虚和脾阳虚较为多见。二是病久入络，血脉瘀滞。糖尿病是一种病及多个脏腑的疾病，影响气血的正常运行，且阴虚内热，耗津灼液，使血行不畅而致血脉瘀滞。所以，一般治疗糖尿病的大法是：清热润燥、养阴生津。而在病程日久时还要注意调节阴阳、活血化瘀等。

近年越来越重视单味药降血糖，综观这些具有良好降血糖作用的中药可以看出：大部分都具有养阴生津、清热泻火、益气生津、活血化瘀等功效。所以在应用这些特效中药时，不要忘记中医的原有理论注意中药的寒凉温热偏性与患者体质的配合，如寒凉性中药主要用于"热性"体质，温热性中药主要用于"寒性"体质。

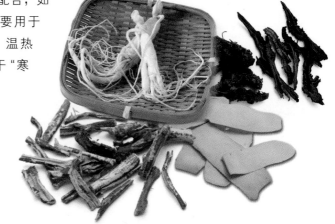

以下是近年来经研究发现具有良好降血糖作用的中药：

丹参

功效：活血化瘀，凉血消痈，清心安神。丹参煎剂可明显降低实验动物的血糖，作用可持续5小时之久，而且还可降低血脂及血液黏稠度。

应用：主要用于糖尿病之血液运行不畅而易出现血瘀、皮肤疮疡、内热而致心神不宁、心烦等。

用量：5~15克。

使用注意：忌与藜芦合用。

性微寒，味苦。

生地黄

功效：清热凉血，养阴生津。动物实验研究发现，生地黄具有明显降血糖作用，还可抑制和预防肾上腺素所致的血糖上升，而且可以改善糖尿病性的高血脂、高血压病情。

应用：主要用于糖尿病阴虚内热所致夜热早凉、口干口渴、皮肤下出血、便秘、便血等。

用量：10~30克。

使用注意：脾胃虚寒湿滞而致腹满大便稀烂者不宜使用。

性寒，味甘苦。

熟地黄

功效：补血滋阴，益精填髓。动物实验研究证明，熟地黄具有降血糖作用。

应用：主要用于糖尿病阴血虚弱，肝肾不足之眩晕耳鸣、腰膝酸软、月经不调、口干眼蒙等。

用量：10~30克。

使用注意：脾虚湿滞而致腹满大便稀烂者不宜使用。腹满大便稀烂者不宜使用。

性微温，味甘。

玉米须

功效：利水消肿，利湿退黄。玉米须发酵剂对实验动物糖尿病有明显降血糖作用。

应用：主要用于糖尿病湿滞所致水肿、小便不利、湿热黄疸等，对糖尿病性高血压、肾病也有改善作用。

性平，味甘。

知母

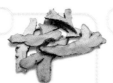

功效：清热泻火，滋阴润燥。知母水提物能降低实验动物的血糖，对药物引起的血糖升高，其降血糖的作用更明显。

应用：主要用于糖尿病阴虚内热所致骨蒸潮热、口渴引饮、便秘心烦、咳嗽痰黄等。

用量：6~12克。

使用注意：脾胃虚寒湿滞而致腹满大便稀烂者不宜使用。

性寒，味苦、甘。

枸杞子

功效：补肝肾，益精血，明目。动物实验证明，枸杞子可使糖尿病血糖持久下降，提高机体对碳水化合物的耐受性，对糖尿病性血脂升高、视力不佳有改善作用。

应用：主要用于糖尿病肝肾不足所致腰酸头晕、视力减退、血细胞减少、抗病能力减退等。

用量：10~15克。

性平，味甘。

人参

功效：大补元气，补脾益气，生津，安神。人参可促进实验动物的血糖降低，并可降低糖尿病性血脂升高及无力症状。

应用：人参浸膏对早期轻症糖尿病有治疗效果，见尿糖减少，血糖降低，停药后疗效仍可持续2周以上。临床研究表明，人参治疗糖尿病不仅可改善一般症状如乏力、口渴、虚弱等，且能降低血糖及尿糖。适用于轻、中型糖尿病患者，对于肾虚、气阴虚者疗效更好。

性微温，味甘、微苦。

葛根

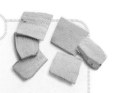

功效：解肌退热，生津止渴，升阳止泻。据报道，葛根能增加脑及冠状血管流量，使血管阻力降低，具有降低血压作用。葛根可使血糖明显下降，降糖作用持久。

应用：主要用于糖尿病易患外感表证所致头痛身痛、项背强痛、口干口渴，以及热泻热痢、脾虚泄泻、高血压等。

用量：10~15克。

性寒，味甘苦。

玄参

功效：清热凉血，滋阴解毒。多项研究认为，玄参具有降压、降低血糖的作用。

应用：主要用于糖尿病阴虚内热所致身热夜甚、心烦口渴、大便秘结、咽喉肿痛、淋巴肿大、皮肤疮疡等。

用量：10~15克。

使用注意：脾胃虚寒、食少便稀者不宜服用。忌与藜芦合用。

性寒，味苦、甘、咸。

黄精

功效：滋肾润肺，补脾养肝。据研究发现，黄精具有治疗脂肪肝，降低血糖及降压、抗缺氧的作用，能降脂防治动脉粥样硬化。

应用：主要用于糖尿病之肺脾肝肾虚弱所致气短燥咳、倦怠乏力、腰膝酸软、眩晕眼花、血压血脂高。

用量：10~30克。

性平，味甘。

黄檗

功效：清热燥湿，泻火解毒，退热除蒸。据报道，黄檗可使血糖降低，还有降压、解热、利胆、利尿、保护血小板、抗菌等作用。

应用：主要用于糖尿病之湿热带下、疮疡肿痛、湿疮瘙痒、阴虚内热、皮肤下出血、高血压、小便不利等。

用量：5~10克。

使用注意：脾胃虚寒者不宜服用。

性寒，味苦。

桑白皮

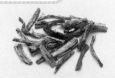

功效：泻肺平喘，利水消肿。据研究表明，桑白皮降糖作用明显，还有降血压、镇静的作用。

应用：主要用于糖尿病之肺热所致咳喘气短，水肿及肝阳肝火偏旺型的高血压。

用量：5~15克。

性寒，味甘。

桑葚子

功效：滋阴补血，生津，润肠。据研究表明，桑葚子降糖作用明显，并且还有增强免疫、激发淋巴细胞活性的作用。

应用：主要用于糖尿病阴血亏虚所致头晕耳鸣、眼花发白、口渴便秘等。

用量：10~15克。

性寒，味甘。

天花粉

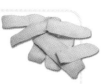

功效：清热生津，清肺润燥，解毒消痈。据研究表明，天花粉具有降糖作用，且有抗菌作用，如对溶血性链球菌、肺炎双球菌、白喉杆菌等有抑制作用。

应用：主要用于糖尿病胃阴虚所致口燥烦渴、肺热燥咳及皮肤疮疡等。

用量：10~15克。

使用注意：孕妇忌服。忌与乌头合用。

性微寒，味甘、微苦。

五倍子

功效：敛肺降火，涩肠止泻，固精止遗，敛汗止血。据研究表明，五倍子有降血糖作用。

应用：主要用于糖尿病之久咳痰黄、久泻遗精、自汗盗汗、便血痔血等。

用量：3~9克。

使用注意：湿热泻痢者不宜用。

性寒，味酸、涩。

番石榴叶

功效：收敛止泻，止痒止血。据研究表明，番石榴叶的有效成分能调节糖分和脂肪的代谢，有降糖作用，并有一定的降压降脂作用。

应用：主要用于糖尿病之易腹泻、皮肤瘙痒、皮肤损伤出血。

用量：干品3~6克，鲜品20~30克。

使用注意：大便秘结及泻痢积滞未清者不宜服用。

性平，味甘、涩。

黄连

功效：清热燥湿，泻火解毒。据报道，黄连中所含小檗碱能使血糖明显降低。实验表明，小檗碱的降糖机制是通过抑制糖原异生和促进糖酵解而产生降糖作用。

应用：主要用于糖尿病而有胃肠湿热所致的泻痢呕吐，热盛所致高热烦躁及吐血鼻血，湿热所致皮肤湿疮、耳目肿痛等。

用量：2~10克。

使用注意：不宜过服久服，以免损伤脾胃。脾胃虚寒者不宜服用。阴虚津伤者慎用。

性寒，味苦。

黄芪

功效：补气升阳，益气固表，利水消肿，托疮生肌。根据药理研究认为，黄芪具有加强心肌收缩力、舒张冠状血管、降低血压、保护肝细胞、降低血糖的作用。

应用：主要用于糖尿病脾肺气虚所致倦怠乏力、气短自汗、浮肿、蛋白尿、内脏下垂等。临床常用黄芪配合滋阴药如生地、玄参、麦门冬等治疗糖尿病。

用量：10~60克。

使用注意：外有感冒、内有积滞、阴虚阳亢、皮肤疮疡、阳证、实证等均不宜用。

性微温，味甘。

中药材的选购要诀

丹参

丹参以根条粗壮，紫红色，无芦头、须根、泥沙、杂质、霉变、虫蛀和不足7厘米的碎节为佳。

枸杞子

枸杞子以粒大，肉厚，籽少，色红，质柔润，味甜者为佳。

地黄

生地黄以质重、肥大、柔韧，外皮呈灰白色或灰褐色，断面乌黑油润，且有菊花心者为佳。熟地黄以块根肥大，内外均为漆黑色，有光泽，表面皱缩不平，断面滋润，中心部有光亮的油脂状块，质柔软、黏性大、味甜者佳。

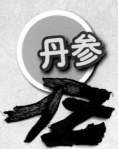

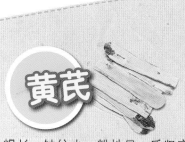

黄芪

黄芪以身干、条粗长、皱纹少、粉性足、质坚实而绵、不易折断、味甜、无黑心以及无空心者为佳。山西太原府里陵地方出产的黄芪直长糯软无细枝，切断后可见菊花纹，最为地道，名为上芪。

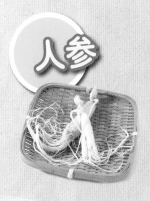

人参

人参中以枝大、皮细、色嫩黄或棕色，脖长者为优质白参；以枝纹细密，枝体饱满，无破损，红色微透明者为优质红参。新鲜人参以枝大、浆足、无疤痕、无破损者为上品。人参的真伪可以从外形见芦头长、圆芦、珍珠点以及是否有霉变、虫蛀、折损等方面来判断，也可通过品尝来辨别：真品苦中带甜，伪品味酸涩、麻辣。

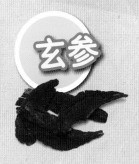

玄参

玄参呈类圆柱形，中部略粗，有明显的纵纹沟，表面灰黄色或棕褐色，质坚、难折断、断面乌黑色，略有光泽，泡浸水成黑色，味甘微苦，有焦糖气。以根粗壮、质坚实、断面乌黑色者为佳。

降糖食材

蔬菜类

有助稳定血糖的蔬菜类食物主要给人体提供维生素、无机盐、各种微量元素和粗纤维等，糖尿病患者可用来充饥，食用时可以任意选用。其主要从以下几方面来控制血糖：

阻止糖类的吸收。如含丰富的粗纤维素、抗性淀粉及果胶、黏蛋白等食物，可使糖类吸收较慢，从而改善高血糖症状。

直接调节血糖作用。例如，某些食物具有类胰岛素样物质，可以起到保持血糖稳定的作用。

发挥维生素及化学物质的作用。糖尿病易导致神经血管病变，食物中的维生素B$_1$可以调节血糖代谢，改善手足麻木和多发性神经炎等症状，使糖尿病得到改善。维生素B$_{12}$可以缓解神经系统症状。维生素C可以预防因其缺乏而导致的微血管病变。食物中例如洋葱所含的硫化物可以刺激胰岛素的形成、释放，以及增强胰岛素活性的作用。

补充微量元素。例如，铬在人体中只占体重的0.01%，但对于维持人体正常生理功能具有重要的作用。它是人体的必需微量元素之一，是胰岛素生物活性剂，轻度缺乏时会降低机体对胰岛素的敏感性，严重缺乏时会导致空腹血糖增高，尿糖阳性。食物中的铬一般都较微量，但对胰岛素作用的发挥有良性促进作用。食物中的硒也可增强胰岛素的功能，帮助降低血中的糖分浓度。

胡萝卜素。胡萝卜素具有抗氧化的功效，对糖尿病患者，有改善高血糖的效果。

一般能稳定血糖的蔬菜类食物含热量较低，水分较多，可延缓血糖的上升。

值得注意的是，蔬菜类食物降糖的力度是有限的，当糖尿病的病情较严重时，应该坚持吃药，而不能随便用食物代替药物，要用食物配合药物来稳定血糖。

以下是近年来经研究发现具有稳定血糖作用的蔬菜类食物：

洋葱

功效：疏风发汗，降血压，降血脂，降血糖，抗癌。含硫化物、铬、前列腺A和纤维素等。硫化物可刺激体内胰岛素的形成与释放，增强胰岛素活性的作用，功能类似糖尿病患者服用的口服降血糖剂，如甲苯磺丁脲。洋葱是唯一含前列腺A的蔬菜，能扩张血管降低血液黏稠度和血压、血脂，有预防血栓的作用。

使用注意：食用洋葱不宜过量，因其含有挥发油，易产生气体，食用过量易产生胀气和排气现象。有胃病者宜少吃。瘙痒性皮肤病者不宜食用。

性温，味甘微辛。

番茄

功效：健胃消食，解毒抗癌，降脂生津。番茄含钾、生物碱、茄红素、果胶和维生素C等。其中钾能排除人体多余的盐分，预防高血压及心血管疾病。而生物碱与茄红素，则可降低低密度脂蛋白胆固醇，预防糖尿病性血管并发症。

番茄中的果胶与纤维素，可以刺激胆汁分泌，帮助人体新陈代谢、排除毒素，缓解糖类的吸收。

使用注意：未成熟的番茄含有大量的毒性物质"番茄碱"，多吃会发生中毒。

性平，味甘酸。

莲藕

功效：生藕清热、凉血、止血、散瘀；熟藕健脾和胃、养血止泻。莲藕含铁量较高，可预防缺铁性贫血，含水溶性纤维、儿茶素和镁等。莲藕断面有很多相连的细丝，是水溶性纤维的一种，可缓解糖类吸收，对控制血糖有益。

使用注意：有寒证者不宜生食，不宜用铁器烹煮。

性寒，熟性温，味甘。

芦笋

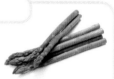

功效：健脾益气，解毒抗癌，生津减肥。芦笋含丰富的叶酸、粗纤维素和类胡萝卜素等。其中，粗纤维素可以延缓糖类吸收，可以改善高血糖症状。类胡萝卜素和叶酸可改善体内同型半胱氨酸的代谢，从而改善血糖代谢。

性寒，味甘、苦。

苦瓜

功效：青苦瓜具有消热解毒、清心明目的功效；熟苦瓜可养血滋肝、益脾补肾。含维生素C、苦瓜苷、果胶和苦瓜蛋白质等。其中，苦瓜苷含有糖及类似胰岛素物质，适量食用可以消烦渴，对糖尿病患者有助益。苦瓜中的果胶，可以抑制糖类在肠道中被吸收，有效控制血糖与保护血管。苦瓜种子含有植物降糖多肽蛋白，可促进糖类分解利用。

性寒，味苦。

秋葵(洋角豆)

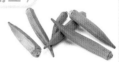

功效：消食和胃。秋葵是纤维质的最佳来源之一，属于低脂肪、低热量、无胆固醇食品。含有水溶性果胶和黏蛋白、类胡萝卜素和丰富的钙质等。水溶性果胶和黏蛋白可减缓糖类的吸收，并能抑制胆固醇吸收，所以能改善血脂、排除毒素。

使用注意：秋葵属于性味偏寒凉的蔬菜，胃肠虚寒、经常腹泻的人不可多食。

性凉，味甘。

菌藻类

菌藻类食物主要通过以下的成分来控制血糖：

多糖体。近年来有研究发现多糖体可以激发IL-1细胞素，后者有促进胰岛素分泌、降低血糖的功效。因此，多糖体普遍用来协助糖尿病患者的康复。

食用纤维素。食用纤维素可以使糖类吸收较慢，有改善高血糖的功效。

维生素B群。维生素B群可以帮助血糖新陈代谢，能改善高血糖。

葡聚糖。葡聚糖可以减缓肠胃吸收糖分，调节血糖。

微量元素锌及镁等。锌可以协助胰脏制造胰岛素，镁能强化胰岛素的功能，改善体内葡萄糖的新陈代谢，控制血糖的稳定。

褐藻酸及海藻糖等。褐藻酸能排出肠内有害物质，有抗癌和延缓葡萄糖吸收的作用，对控制血糖有帮助。糖尿病会降低人体的免疫力，而海藻糖可以增强体内的淋巴细胞的功能，提高免疫力，促进人体的康复。

胡萝卜素。胡萝卜素具有抗氧化的功效和改善高血糖的效果。

选用菌藻类食物时，除了注意食物的成分外，还应按照中医常识辨证用膳。一般来说，有助稳定血糖的菌藻类食物大多性偏寒凉，所以多用于糖尿病偏热的体质，临床表现可见喜冷面赤、口渴欲饮、烦躁不宁、小便短黄、大便干结、舌红苔黄、干燥少津、脉数等。

以下是近年来经研究发现具有效控制血糖作用的菌藻类食物：

舞茸菇

功效：健脾益气，降脂抗癌。含糖蛋白、葡聚糖、膳食纤维、镁和锌等。糖蛋白能降低血压和肝脏脂肪，同时保持胆固醇水平正常。葡聚糖可减缓肠胃吸收糖分，调节血糖。锌可协助胰脏制造胰岛素，镁能强化胰岛素的功能，改善体内葡萄糖的新陈代谢，控制血糖的稳定。

性凉，味甘。

金菇(金针菇)

功效：健脾益气，降压健脑。含多糖体、纤维素、维生素 B_1、维生素 B_2 等。多糖体可抗氧化，并控制血糖。维生素 B_1、维生素 B_2 可帮助糖类代谢，改善高血糖的现象。

使用注意：脾胃虚寒、慢性腹泻的人应少吃。

性凉，味咸。

银耳(白木耳)

功效：养阴润肺，益气养胃。含海藻糖、多糖体、蛋白质、食用纤维素和维生素 B 群等。海藻糖和多糖体的成分，能促进体内的淋巴细胞功能，提高免疫力。维生素 B 群可协助血糖新陈代谢，改善高血糖症状。银耳多糖是银耳的最主要成分，对许多老年疾病有显著疗效。

使用注意：银耳虽有润肺作用，但风寒咳嗽者忌食。

性平，味甘淡。

海带

功效：化痰软坚，清热利水，降压抗癌。含钙、锌、褐藻酸、蛋白质和维生素 B_1 等。锌是胰脏制造胰岛素的必要元素。锌还可促进伤口愈合，并对皮肤、毛发、指甲等有修补作用。褐藻酸能排出肠内有害物质，有抗癌和延缓葡萄糖吸收的作用，对控制血糖有帮助。海带是微量元素"碘"的重要供应源，能防止心智反应迟钝，可预防中老年人早发性心智退化。

使用注意：海带性寒，脾胃虚寒者少食。吃海带后不要马上喝茶或吃酸涩的水果。

性寒，味甘、咸。

紫菜

功效：清热利尿，软坚散结。含钙、镁、钾、藻酸和胡萝卜素等。紫菜可降胆固醇，常食对防治动脉硬化和降血压有帮助。其所含的钾成分很高，居海菜类食物之冠。钾对维持体内渗透压和酸碱平衡有重要的功效，能增强肌肉和神经系统的功能，并参与蛋白质、糖类的代谢。长期靠药物控制的糖尿病患者，体内的钾常从尿液中流失，适时补充含钾的食物，可避免钾的缺乏。紫菜是含丰富胡萝卜素的食物，具有抗氧化的功效，对糖尿病患者有改善高血糖的效果。

使用注意：紫菜性寒，体质虚弱者慎用。胃肠消化功能不好的人少食。

性寒，味甘、咸。

海产及鱼类

海产及鱼类食物主要有以下的成分来控制血糖：

微量元素钒及镁。钒能降低血糖，具有类似胰岛素的效应，可以用来治疗糖尿病。还参与血液中铁的输送，增强造血功能，提升人体的抗病及自我修复能力。镁在糖类代谢过程中扮演着重要角色，能使体内葡萄糖进入细胞，增加利用率，因此能改善高血糖症状。

酸性黏多糖。酸性黏多糖对伤口愈合力较差的糖尿病患者有一定的帮助。因为其对人体生长、伤口愈合、抗炎、抗衰老、预防动脉硬化等，均有功效。

维生素 A 及维生素B_6。维生素 A 有助于对抗破坏胰岛素的自由基，能强化葡萄糖的耐受性。维生素B_6可以减少破坏胰脏 β 细胞的磺脲酸产生，降低糖尿病的发病率。

DHA及EPA。DHA（二十二碳六烯酸）能增强胰岛素功能，使胰岛素的分泌保持稳定。EPA（二十碳烯酸）具有预防动脉硬化的功能，适量摄取可减少糖尿病对血管的损伤。

牛磺酸。牛磺酸可以促进胰岛素分泌，对降血糖和降胆固醇均有帮助。

Omega-3。Omega-3多元不饱和脂肪酸能降低甘油三酯和血液中的"坏胆固醇"，防止血液凝结，保护心血管，有助于血糖的控制。

以下是近年来经研究发现具有能降低血糖作用的海产及鱼类食物：

蚝(牡蛎)

功效：滋阴养血，养心益智。含牛磺酸、DHA、EPA、镁、锌等。牛磺酸可以促进胰岛素的分泌，对降血糖和降胆固醇均有帮助。镁是细胞新陈代谢的必需元素。在血糖转换为能量的过程中，镁可以促使血糖进入细胞后，充分被吸收利用。牡蛎所含糖分为糖原，其提取的糖原占20%~40%，糖原是组织能源物质的储备形式，是体力、脑力活动效率及持久力的物质保证。

使用注意：有脾虚、精滑者不宜食用。

性微寒，味甘、咸。

江瑶柱(干贝)

功效：滋阴补肾，健胃和中。含蛋白质、氨基酸、核酸、牛磺酸、镁、锌等。牛磺酸可以促进胰岛素的分泌，降低血糖和胆固醇。镁在糖类代谢过程中扮演重要角色，能促使体内的葡萄糖进入细胞，增加利用率，因此能改善高血糖症状。

使用注意：痛风患者少食。

性平，味甘、咸。

三文鱼(鲑鱼)

功效：补肝肾，益气血。含维生素A、B₆、Omega-3多不饱和脂肪酸、蛋白质、DHA和EPA等。Omega-3多不饱和脂肪酸，能降低甘油三酯和血液中的坏胆固醇，防止血液凝结，保护心血管，有助于血糖的控制。维生素A有助于清除破坏胰岛素的自由基，能强化葡萄糖的耐受性。维生素B₆可以减少破坏胰脏β细胞的磺脲酸产生，降低糖尿病的发病率。此外，三文鱼的脂肪含有可预防动脉硬化与血栓的DHA、EPA，能增强脑功能，预防老年痴呆。

使用注意：痛风者少食。

性温，味甘。

海参

功效：滋阴补肾，养血益精。含蛋白质、镁、钙、刺酸性黏多糖和微量元素"钒"等。糖尿病患者的蛋白质消耗量比正常人多，如果摄取不足，会导致肌肉萎缩、贫血和身体衰弱，免疫力容易降低。海参高蛋白、低脂肪的特性，适合糖尿病患者用作温补的食材。微量元素"钒"具有类似胰岛素的效应，与血液中铁的输送，增强造血功能，降低血糖，可以用来治疗糖尿病。海参含酸性黏多糖，对人体生长、伤口愈合、抗炎、抗衰老、预防动脉硬化等，均有功效。

使用注意：海参性温，脾胃虚弱、便溏者勿食。不宜与甘草同吃。

性温，味甘、咸。

秋刀鱼

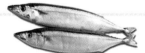

功效：益气养血，调养肝肾。含维生素E、牛磺酸、DHA、EPA、蛋白质等。糖尿病患者的血管容易硬化，而维生素E可以增强心血管，适量地补充维生素E，可降低心血管并发症的发生。DHA能增强胰岛素功能，使胰岛素的分泌保持稳定。糖尿病患者因为血糖长期偏高，血管壁容易遭受破坏，进而并发各种大小血管病变，例如：动脉硬化、血栓、视网膜病变、心肌梗死等。EPA具有预防动脉硬化的功能，适量摄取可避免上述现象的发生。秋刀鱼是高蛋白质、高脂肪食品，直接用火烤容易产生致癌物质色氨酸热解物。

使用注意：肝硬化者少食。很多人不吃的秋刀鱼的鱼肠，其实它含有丰富的维生素A，多吃可提高免疫力。

性平，味苦。

干果类

干果类食物含有以下的成分有助于糖尿病的康复：

维生素E、维生素B群及卵磷脂等。糖尿病的主要并发症是对血管及神经的损害，而产生一系列的症状。维生素E、维生素B群及卵磷脂等可防止细胞老化，具有健脑、增强记忆力及保护血管神经的作用。因此，可缓解糖尿病的症状。

Omega-3。Omega-3具有降低血液黏稠度，改善血液循环，减少体内脂肪囤积，协调胰岛素分泌等作用。因此，可调节血糖，缓解糖尿病的症状。

不饱和脂肪酸。干果类食物中的不饱和脂肪酸可以调节胰岛素分泌，增加血液中好的胆固醇，减少坏的胆固醇，对血管具有保护作用。

精胺酸。干果类食物的精胺酸能够舒张血管，减少糖尿病患者因血糖控制不佳而产生的心血管疾病问题。

微量元素镁。镁能促使体内葡萄糖进入细胞中，增加利用率，所以有改善高血糖的作用。长期患糖尿病的人会因为从尿中排出的镁过多，造成胰岛素功能下降、糖类耐受性降低等。适量补充干果类食物，可以避免上述情况的发生，缓解糖尿病并发症。

需要提醒注意的是：如果糖尿病合并胃肠消化功能偏弱者，则不宜吃过多的干果类食物，因为此类食物不易消化，容易影响消化功能而导致食欲减少、胃胀腹胀、嗳气频频、便溏或腹泻等，不利于糖尿病康复。

以下是近年来经研究发现有助于糖尿病康复的干果类食物:

核桃

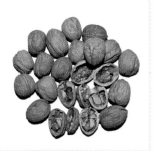

功效:补肾固精,温肺定喘,益智润肠。含维生素 E 和维生素 B 群、蛋白质、卵磷脂和 Omega-3 等。维生素 E 和维生素 B 可防止细胞老化,能健脑,增强记忆力。Omega-3 能降低血液黏稠度,改善血液循环,减少体内脂肪囤积,调节血糖,缓解糖尿病症状。

使用注意:有痰火积热或阴虚火旺者忌食。稀便、腹泻时忌用。核桃表面的褐色薄皮也含有部分营养,勿弃掉。

性温,味甘。

花生

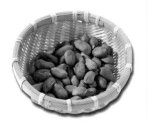

功效:健脾益气,和胃益智。含不饱和脂肪酸、精氨酸、丰富维生素和矿物质等。花生的不饱和脂肪酸可以调节胰岛素分泌,增加血液中好的胆固醇,减少坏的胆固醇。花生含丰富精胺酸,能够舒张血管,减少糖尿病患者因血糖控制不佳所产生的心血管疾病问题。

使用注意:花生保存不善,容易霉变产生致癌力颇强的黄曲霉毒素,故发霉花生不可吃。肠滑便泄者慎吃。

性平,味甘。

腰果

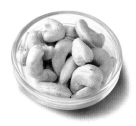

功效:健脾益气,调养肝肾,活血通脉。含维生素 E、镁、淀粉酶抑制剂和不饱和脂肪酸等。而不饱和脂肪酸可防止动脉中胆固醇的沉积。糖尿病患者的新陈代谢较差,容易并发心血管疾病,而维生素 E 可强化心血管,降低心血管并发症的发生。长期糖尿病患者因为尿镁排出过多,造成胰岛素功能下降、糖类耐受性减低等情况,适量补充镁,可以避免这些情况发生,并能改善血糖。

使用注意:胆功能严重不良者少食。有"油哈喇"味的腰果不宜食用。

性平,味甘。

谷物、豆类

谷物、豆类食物中含有的以下的成分有助于糖尿病的康复：

粗纤维素。粗纤维素中的胶质能减缓血糖上升的速度，有益于控制血糖。

微量元素硒、镁、锰、钙等。谷物、豆类食物中的硒可以起到保护和恢复胰岛功能的作用，镁、锰均具有强化胰岛素的功能，有利于降低血中的糖分浓度。钙质在体内可以传递"分泌胰岛素"的讯息，每当血糖升高时，足够的钙质会帮助体内的胰岛素顺利分泌，让血糖维持稳定。

维生素B群。维生素B群对血糖控制有帮助，还可预防心血管疾病。

芝麻素和芝麻林素。芝麻素和芝麻林素可以调节胰岛素的分泌，有稳定血糖的作用。

淀粉酶抑制剂。淀粉酶抑制剂可抑制淀粉转变成葡萄糖，减缓血中葡萄糖的上升速度。

花青素。花青素能延缓糖分吸收，因此可以抑制血糖的上升速度。

不饱和脂肪酸。豆类食物的不饱和脂肪酸能促进血液流通，减少坏的胆固醇，对血管具有保护作用。

虽然有助稳定血糖的谷物和豆类食物对糖尿病的康复有一定的帮助，但此类食物因含有淀粉等碳水化合物，吃多了的话，在肠内淀粉酶的作用下，可转变为单糖而导致血糖升高。

以下是近年来经研究发现有助于糖尿病康复的谷物和豆类食物：

小米

功效：健脾养胃，滋阴养肾，清虚热。含丰富的粗纤维素、维生素B群和硒等矿物质。丰富的粗纤维素和胶质能延缓血糖上升的速度。小米中的硒可促进葡萄糖新陈代谢，有益于控制血糖。

使用注意：小米与粳米同煮可提高其营养价值，但胃痛和腹胀者不宜多食。胃寒者也不宜多吃。

性凉，味甘、咸。

燕麦

功效：健脾益气，降脂止汗。燕麦是谷物中唯一含有皂苷(人参的主要成分)的作物，可以调节人体的肠胃功能，降低胆固醇。燕麦中的镁、锰均具有强化胰岛素的功能。燕麦中的维生素B群比白米高，对血糖控制有帮助，还可以预防心血管疾病。

使用注意：对麸质过敏者慎食。不宜过多食用，否则会造成胀气。

性温，味甘。

红豆

功效：健脾利水，降血压，降血脂，调节血糖。红豆中含有淀粉酶抑制剂，可抑制淀粉转变成葡萄糖，减缓血中葡萄糖的上升速度。

使用注意：尿频的人应少吃。

性平，味甘、酸。

黑豆

功效：健脾利水，解毒止汗。黑豆含纤维素、维生素B群和花青素、不饱和脂肪酸等。纤维素与花青素能减缓糖分吸收，因此可抑制血糖的上升速度。其中的不饱和脂肪酸能促进血液流动，所含的矿物质和维生素B群，能促进糖类的代谢。

使用注意：脾胃虚弱者不宜多食，否则易感腹胀。黑豆炒熟后偏热，多食易上火。

性平，味甘。

芝麻

功效：调养肝肾，润肠通便。含芝麻素、芝麻林素、不饱和脂肪酸、膳食纤维和钙等。芝麻素和芝麻林素可以调节胰岛素的分泌，因此能稳定血糖值。芝麻中的丰富钙质，在体内能传递"分泌胰岛素"的讯息，每当血糖升高时，足够的钙可以帮助体内的胰岛素顺利分泌，让血糖维持稳定。

使用注意：芝麻多油脂，滑肠、时常腹泻的人应忌食。中医认为，芝麻是一种发物，凡患疮毒、湿疹等皮肤病者，不宜食用。

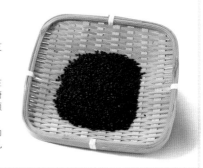

性温，味甘

降糖食材的选购要诀

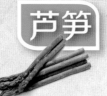

芦笋

宜选购鲜嫩的青绿色芦笋，以色泽浓绿，穗尖紧密，切口不变色的为上品。

苦瓜

苦瓜以瓜皮有光泽，绿中带黄为佳，这类苦瓜不太嫩也不太老。颜色较深绿色的多半是鲜嫩的苦瓜，特别苦，至于成熟的黄色苦瓜，虽然苦味较少，但肉质变软，口感较差。

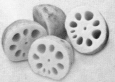

莲藕

莲藕以根茎肥大色带黄色，每节两端细小，中间肥壮的最好。

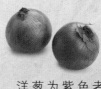

洋葱

洋葱为紫色者通常辣味不太浓，可以生吃。新鲜的洋葱按压时有坚实感，外皮薄欲裂，干爽且带有深茶色，富有光泽，这种洋葱由于辛辣味浓，宜煮食用。

银耳

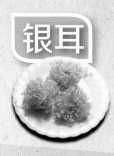

银耳的颜色纯白或带淡黄，质光滑、有胶质、半透明，形状像一朵洁白褶卷花瓣的球形花。

海带

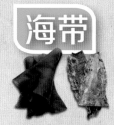

海带宜选阔大厚身之形，表面带墨绿色、有光泽，粉质容易吹掉者为佳。

紫菜

紫菜要选择完好没有破洞的，呈深紫色，薄而有光泽，接近乌黑色的较新鲜。

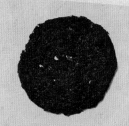

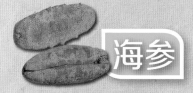

海参

海参以体形饱满，质重，皮薄，肉壁肥厚，水发后涨性大，糯而爽滑，并有弹性，无砂粒者为上品。

三文鱼以鱼肉色泽鲜明，肉质坚挺，不含血迹或瘀痕，鱼皮光滑，不浑浊，呈橙红色，且脂肪分布俨如大理石者佳。

三文鱼

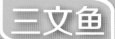

腰果

腰果以外观呈完整月牙形，色泽白，饱满，气味香，油脂丰富，无蛀洞，斑点者为佳。

杜仲核桃瘦肉汤

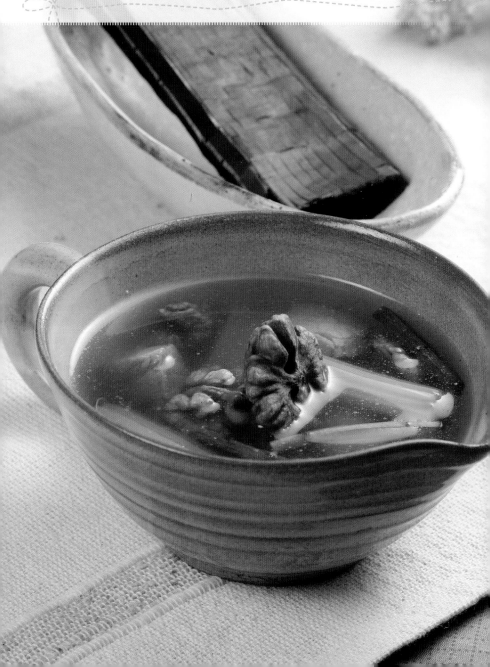

功效: 调养肝肾·降压壮腰

材　料

核桃仁16克，杜仲粉12克，西芹40克，猪瘦肉160克，姜2片，葱段适量。

调味料

上汤(或清水)400毫升，盐适量。

做　法

① 杜仲洗净烘干，放入搅拌机内打成粉末。

② 瘦肉洗净，切块。

③ 西芹洗净，切段。

④ 锅置火上烧热，放入油，烧至六成热，放入姜、葱炒香，再放入瘦肉、核桃仁、杜仲粉、西芹、盐炒匀，放入上汤，大火烧沸后转小火煮40分钟即可。

应　用 ▶

用于肝肾虚弱所致腰痛腿软、疲倦乏力、血压偏高、血糖偏高等。

分　析 ▶

汤中杜仲、核桃仁具有调养肝肾、壮腰降压的作用。西芹有清热平肝、降脂降压之效。猪瘦肉有调味和胃、益气养阴的功效。这道汤虽然没有直接降血糖的作用，但可通过调养肝肾、降低血脂而间接控制血糖，还可降低并发症所引起的血压高。

注意事项：

从营养的角度看，核桃仁的热量较高，属糖尿病不宜常食之品，但是如果多喝汤少吃汤中的食材，特别是少吃核桃仁，可避免热量增加而使血糖升高。

枸杞子紫菜肉末汤

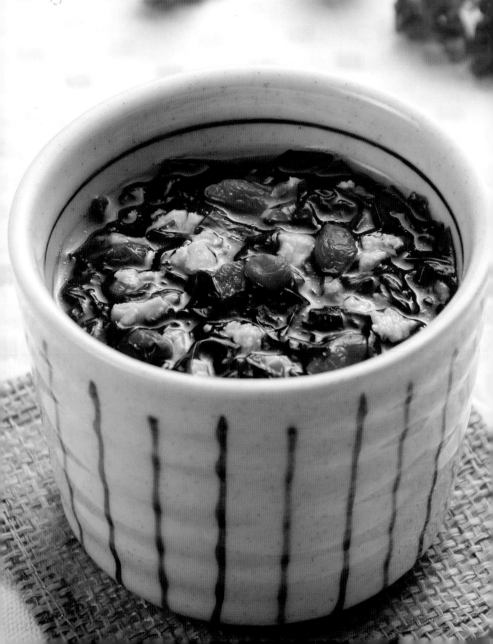

功效： 养肝明目·降糖健脑

材　料
枸杞子16克，紫菜1片，绞猪肉80克。

调味料
盐适量。

做　法

1 枸杞子洗净，备用。

2 紫菜用清水浸透发开，去杂质洗净，备用。

3 水煮沸，放入绞猪肉后稍滚，再放入枸杞子、紫菜，待滚熟后放盐调味即可。

应　用▶
用于糖尿病，症见眼蒙目涩、记忆力下降及甲状腺肿、淋巴结肿大、血压高等。

分　析▶
枸杞子具有补肝肾、明目的功效。现代研究认为，枸杞子可增强机体的免疫功能和造血功能，具有抗衰老、抗突变、抗肿瘤、护肝、降低血糖、降压等作用。紫菜性寒，可软坚化痰、清热利尿，紫菜含丰富的胆碱，可增强人的记忆力。瘦肉可调味和胃，益气健脾。

注意事项：
绞猪肉有全瘦碎肉和半肥瘦肉之分，因为糖尿病人不宜吃太油腻食物，所以这道汤中的绞猪肉应使用全瘦肉末。

两参杞子煲瘦肉

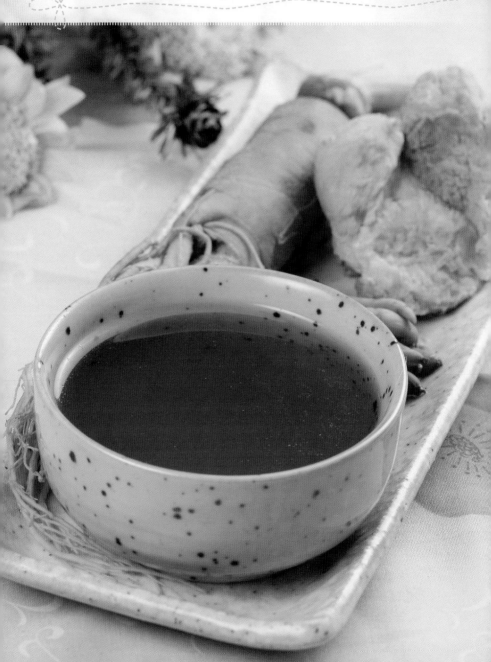

功效：益气养阴·明目降糖

材　料

鲜人参1支，太子参40克，枸杞子16克，猪瘦肉320克。

调味料

盐适量。

做　法

① 瘦肉洗净，汆水。

② 鲜人参、太子参、枸杞子洗净，备用。

③ 锅内放水烧沸后，放入所有材料，大火煮沸后，改用慢火煲2小时，下盐调味即可食用。

应　用▶

用于糖尿病，症见疲倦乏力、口干咽燥、记忆力下降、胃口欠佳、口淡无味等。

分　析▶

汤中鲜人参具有大补元气、补脾益肺、生津安神的功效。现代研究认为，人参可以提高大脑功能，增强免疫力，促进蛋白质的合成，促进造血功能，降低血糖。太子参具有健脾益气、生津降糖的作用。枸杞子具有补肝肾、明目的功效。现代研究认为，枸杞子可以增强机体的免疫力，有降低血糖、增强造血功能、抗衰老、抗突变、抗肿瘤、护肝等功效。瘦肉可补精益髓、益气养血。

i **备注：**

饮汤后再配合适当的运动，如打太极拳、练八段锦等，效果会更佳。

海带海藻煲猪腱子肉

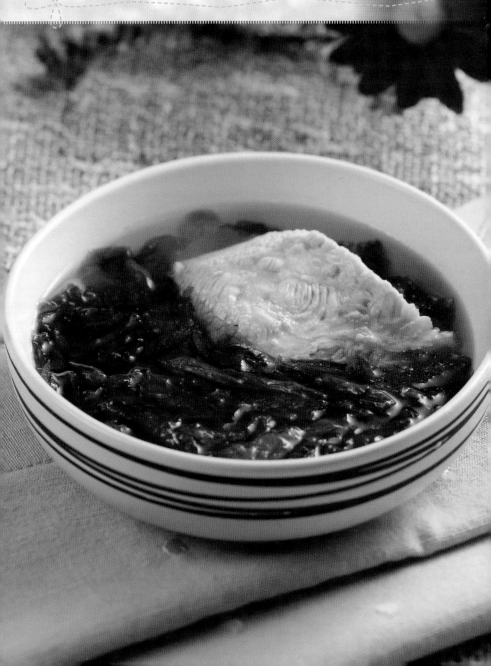

功效：软坚散结·利水消肿·降压降脂

材料
海带12克，海藻8克，猪腱子肉320克。

调味料
盐适量。

做法
① 海带、海藻浸透、去沙，洗净。

② 猪腱子肉洗净，氽水，撇去浮沫，再捞出洗净。

③ 汤煲中煮滚水，放入全部材料，用武火煲滚后，转文火煲约2小时，调味即可。

应 用▶
用于糖尿病并发高血压及高胆固醇，以及单纯性甲状腺肿、慢性颈淋巴腺炎等。

分 析▶
海带可以软坚散结、消痰、利水消肿、降血压。海藻具有消痰软坚、利水消肿、降胆固醇的作用，可散瘿瘤结气和颈下硬结。猪腱子肉主要用以调味养胃，可以调和海带、海藻的寒性。这道汤虽然不能直接降低血糖，但可以改善糖尿病所导致的并发症。

注意事项：

① 海带和海藻性寒，寒痰及脾虚湿痰盛者不宜服用。

② 这道汤使用的海带和海藻的量较少，待食用者适应后，可以逐渐加大用量。

③ 古书记载：海带、海藻均不宜与甘草同煲，为什么不宜？迄今为止仍没有一个明确的说法，在此只是温馨地提醒大家留意食用。

玉米须白茅根猪腱子肉汤

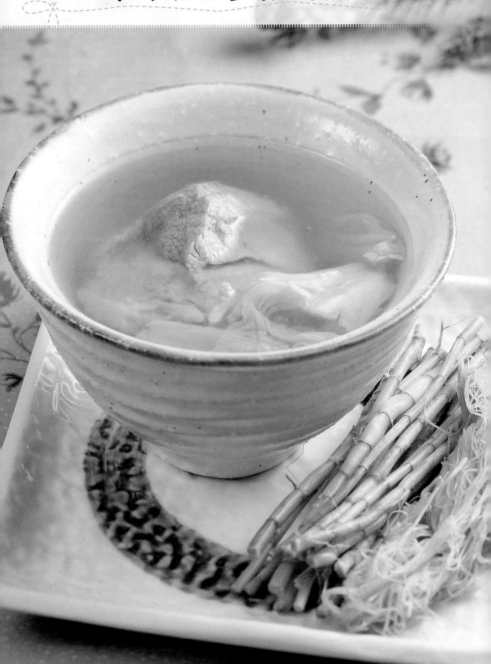

功效：清热生津·祛湿止血·健脾益气

材　料

玉米须、白茅根各12克，大白菜(黄芽白)500克，猪腱子肉240克。

调味料

盐适量。

做　法

① 玉米须和白茅根放水中浸泡片刻，洗净。

② 大白菜洗净，备用。

③ 猪腱子肉洗净，汆水，斩细件，备用。

④ 汤煲中放适量水，冷水下玉米须、白茅根和大白菜先煲滚，再加猪腱子肉，煲约1小时，下盐调味即可。

应　用▶

用于糖尿病，症见疲倦身重、小便不畅、大便不畅、气短乏力、吐血衄血。

分　析▶

汤中大白菜甘寒，具有清热生津、通利二便、解毒宽胸的作用。玉米须性平味甘，具有利尿、泄热、平肝、利胆的作用。现代医学研究指出，玉米须具有利尿、降血糖、降血压、促进胆汁分泌的作用。白茅根性寒味甘，具有清热利尿、凉血止血的作用。现代研究认为，白茅根含白茅根素、芦竹素等，具有利尿、促凝血、解热、抑菌等作用。玉米须与白茅根合用有利水、祛湿、消肿的作用。猪腱子肉可缓和白茅根及大白菜的寒性，兼以健脾益气、调味养胃。

瑶柱黄精两地汤

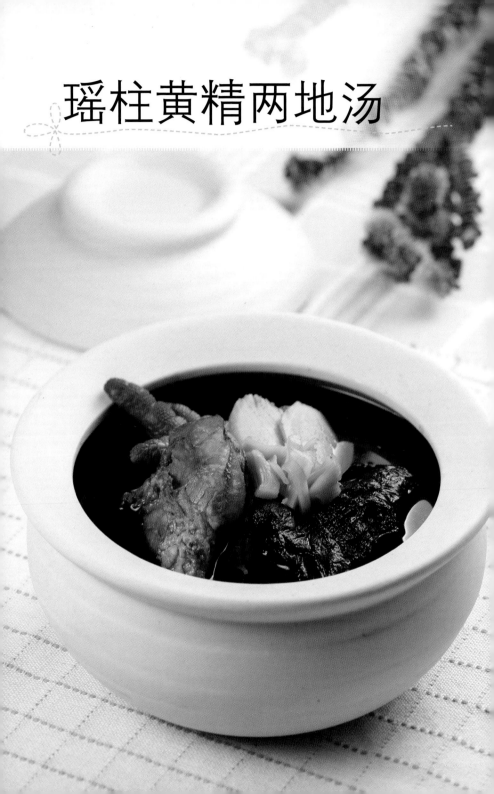

功效： 益气补血·养阴生津

材　料

瑶柱、黄精各8克，生地黄、熟地黄共4克，猪瘦肉120克，鸡爪4只，姜2片，粗盐适量(擦洗用)。

调味料

盐少许。

做　法

① 鸡爪用粗盐擦洗净，余水。

② 瘦肉洗净，余水；瑶柱泡软。

③ 其他材料洗净，沥干水分。

④ 全部材料放入炖盅，注入冷开水，炖两个半小时后调味即可享用。

应　用 ▶

用于糖尿病，症见口渴喜饮、皮肤干燥、口干鼻干、腰酸腿软等。

分　析 ▶

黄精具有滋肾润肺、补脾益气的作用。现代研究认为，黄精具有增强免疫功能、强心、降血糖、延缓衰老等作用。瑶柱可滋阴补肾，调胃和中。熟地黄与生地黄合用有加强滋阴补血生津、降低血糖的作用，熟地黄偏温性，而生地黄偏凉性，两者合用可使药性得到中和。鸡爪含有丰富的钙质及胶原蛋白，有滋养肌肤、强壮筋骨的作用。瘦肉可补精益髓，益气养血。姜主要用以调味和胃。

注意事项：

黄精、熟地黄及生地黄质滋黏腻，易腹泻及腹胀满者慎用；痰多者不宜用。

太子参丹田尾龙骨汤

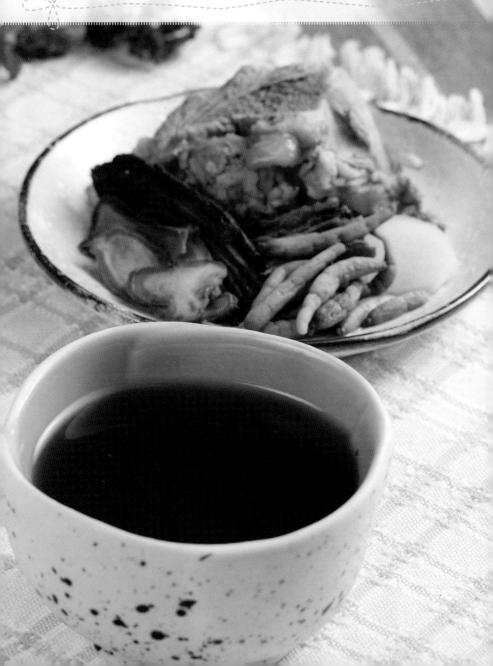

功效： # 健脾益气·活血化瘀

材 料
太子参16克，丹参、田七各8克，尾龙骨160克，老姜1片。

调味料
盐适量。

做 法
1. 尾龙骨洗净，斩件，汆水。
2. 太子参、丹参、田七洗净。
3. 用瓦煲装水烧沸后，放入所有材料煲2小时，下盐调味即可。

应 用 ▶
用于糖尿病，症见胸闷心痛、气短乏力、肢体麻痹等。

分 析 ▶
太子参具有健脾益气、生津降糖的作用。丹参可活血化瘀、清心安神、降低血糖。田七具有化瘀止血、活血定痛的作用。现代研究认为，田七具有增加心输出量、降低心肌耗氧量、促进冠状动脉梗死区侧支循环的形成、调节糖代谢、保肝、延缓衰老、抗肿瘤等作用。尾龙骨可滋阴润燥、益精补血，与姜配合有调味和胃的作用。

备注：
本汤主要用于改善糖尿病兼血液运行不畅、心脉瘀阻而出现的症状。要想使血液循环运行更加通畅，还要配合适当的运动，如打太极拳、练八段锦等，但是要注意运动量不宜太大。

石斛茯苓沙参龙骨汤

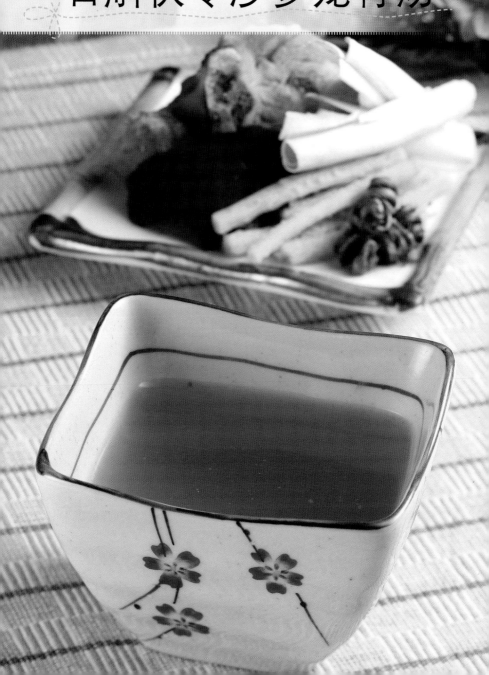

功效：养阴润燥·理气健脾

材料

石斛、沙参、茯苓各12克，尾龙骨480克，陈皮1块。

调味料

盐适量。

做法

① 尾龙骨汆水，备用。

② 其他材料洗净，沥干水分；陈皮泡软，去瓤。

③ 汤煲内注水烧沸后，加入全部材料，由大火转中火煲一个半小时，下盐调味即成。

应用▶

用于糖尿病，症见口干咽燥、胃口欠佳、咽痰难出、食后易胃胀、心神不宁、眼蒙干涩等。

分析▶

汤中尾龙骨具有滋阴润燥、益精补血的功效。石斛可益胃生津、益精明目。北沙参可养阴润肺、益胃生津。茯苓可健脾祛湿、宁心安神。陈皮有理气健脾、燥湿化痰的功效。现代研究认为，石斛、北沙参、茯苓均有一定的降血糖作用。

备注：

口干咽燥较甚者可适当配伍玉竹，干品约取用12~20克，新鲜之品可用40~80克，以增强益胃生津的功效。玉竹还有降血糖的作用。如果出现痰黏不易咳出、气短乏力时，可将北沙参改换为南沙参，因为南沙参除了养阴清肺外，还具有化痰益气的作用。

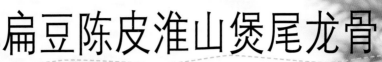

扁豆陈皮淮山煲尾龙骨

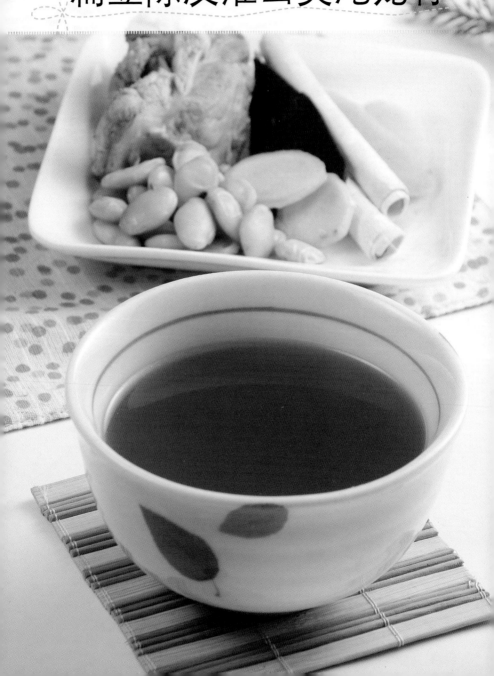

功效：健脾祛湿·理气和胃

材 料
白扁豆、淮山各40克，茯苓20克，尾龙骨480克，陈皮1块，老姜2片。

调味料
盐适量。

做 法
① 白扁豆、茯苓洗净，沥干水分；陈皮浸软，去瓤。

② 淮山放入温淡盐水中泡20分钟，然后稍稍洗去上面的白色粉末。

③ 尾龙骨斩件，汆水。

④ 汤煲装入清水，大火煲滚后，放入全部材料煲2小时后，调入盐后可食用。

应 用▶
用于糖尿病，症见疲倦乏力、头身困重、口渴面黄、食欲缺乏、恶心呕吐、小便不利等。

分 析▶
白扁豆与淮山、茯苓合用有健脾祛湿、消暑养颜的功效。现代研究认为，扁豆、淮山和茯苓均有一定的降血糖作用。陈皮可理气，能改善消化不良及食欲缺乏等症状，还能调和诸药。尾龙骨可以益气壮骨，与姜合用有调味和胃的作用。

备注：
用尾龙骨煲汤较有"骨味"，其骨甜味多于一般的瘦肉煲汤，但尾龙骨煲出的汤油性较大。如果既想有骨味，又想不油腻，可选择用猪扇形骨（肩胛骨）。民间增加汤的甜味的方法还有就是放赤小豆，但赤小豆吃多了易致血糖升高，所以糖尿病患者不宜多放。

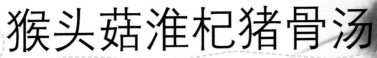

猴头菇淮杞猪骨汤

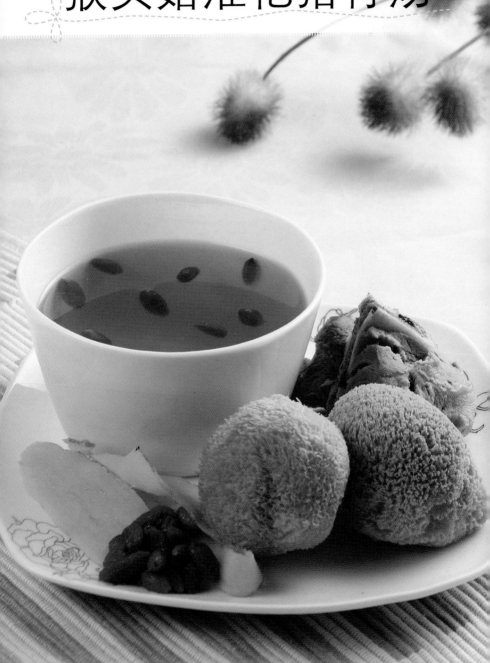

功效：益气养阴·调补肝肾·降压降糖

材 料

猴头菇80克，淮山16克，枸杞子、玉竹各12克，扇形骨320克。

调味料

盐适量。

做 法

① 扇形骨斩件，洗净，汆水，备用。

② 猴头菇洗净，泡软，切件。

③ 淮山放入温淡盐水中泡20分钟，然后稍稍洗去上面的白色粉末。

④ 枸杞子、玉竹洗净，沥干水分。

⑤ 先将汤煲内的水煮沸，再将全部材料放进去，煲两个半小时，下盐调味即可。

应　用 ▶

用于糖尿病，症见腰膝酸软、气短乏力、视力减退、血脂高、血压高。

分　析 ▶

猴头菇具有养胃健脾、解毒化痰的功效。现代研究认为，猴头菇中的多糖能抑制癌细胞中遗传物质的合成，提高人体免疫力，对癌症患者有益；猴头菇中不饱和脂肪酸有利于血液循环，降低胆固醇。淮山具有健脾益气、益肺补肾的作用。枸杞子可补肝肾、明目。玉竹具有滋阴润燥、生津止渴的作用。扇形骨可健脾益气，补肾壮骨。现代研究认为，淮山、枸杞子、玉竹均具有一定的降糖作用。

地骨皮鲮鱼粉葛汤

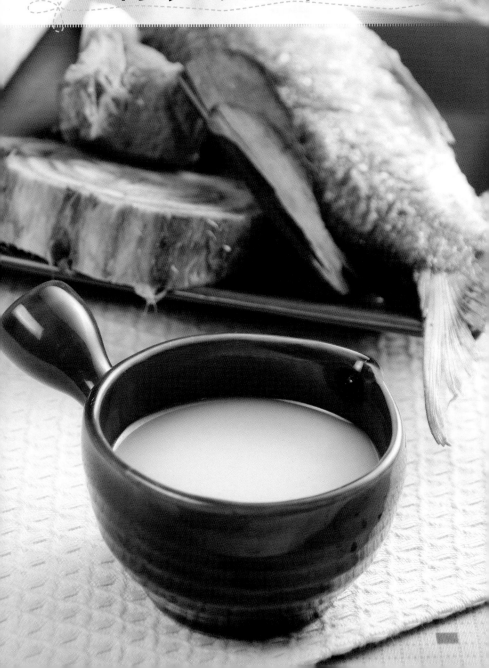

功效: 清热解肌·生津止渴·降糖降压

材 料

地骨皮20克，鲮鱼1条，扇形骨240克，葛根320克。

调味料

盐适量。

做 法

① 葛根去皮，洗净切件；地骨皮洗净。

② 扇形骨洗净，斩件，汆水。

③ 鲮鱼洗净，起油锅，将两面略煎至金黄色，用煲鱼袋装起来。

④ 汤煲加入适量清水煮沸，放入全部材料煲2小时，调入盐即可食用。

应 用▶

用于糖尿病，症见身热头痛、颈项拘强、水肿易泻、口渴咽干。

分 析▶

汤中地骨皮具有清虚热、泄肺火、降血糖、降血压的作用。葛根可清热解肌、生津止渴、升阳止泻、降糖降压。鲮鱼益气血、利小便。扇形骨具有益气壮骨、调味和胃的作用。

注意事项：

胃寒患者不宜多食。

备注：

有研究报道，葛根中的黄酮苷能增加脑和冠状动脉的血流量，对于高血压动脉硬化病人能起到改善脑循环的作用，而且效果较温和。

淮山玉竹炖黄鳝

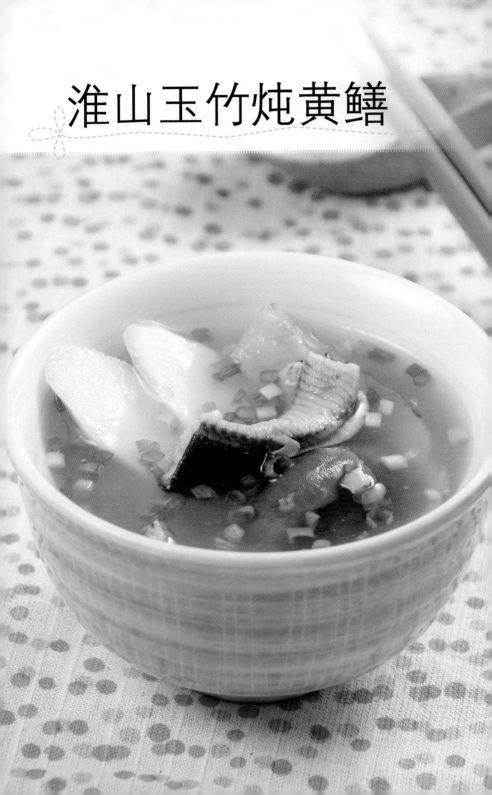

功效： 益气养阴·明目降糖

材 料

淮山40克，玉竹40克，黄鳝320克，葱末少许。

调味料

酒、盐各适量。

做 法

① 玉竹洗净。

② 淮山放入温淡盐水中泡20分钟，然后稍稍洗去上面的白色粉末。

③ 黄鳝去掉内脏洗净，切成小段。

④ 全部材料放入炖盅内，加酒、葱末及适量滚水，加盖后用文火炖2
小时，然后加入盐调味即可。

应 用 ▶

用于糖尿病而出现口干口渴、眼蒙眼涩，糖尿病初期血糖时高时低者。

分 析 ▶

汤中山药、玉竹均有益气养阴、生津止渴、降低血糖的作用，其中山
药还有健脾补肾的功效，为民间煲汤常用品，玉竹还可用于外感阴虚
之人，被称为"养阴而不恋邪"之品（民间俗语：养阴之中不会困住感
冒）。黄鳝具有补虚损、强筋骨、明目降糖的作用。

注意事项：

中医称黄鳝为"动风"之品，易导致皮肤病患者病情加重，所以糖尿
病并发皮肤病患者勿食为妥。

太子参杜仲鹧鸪汤

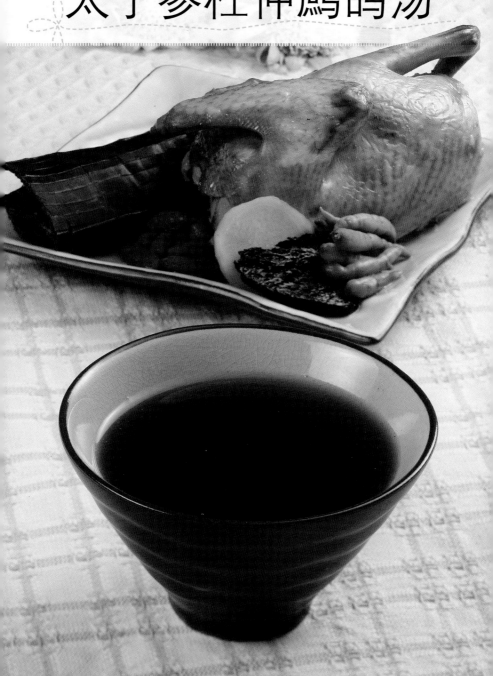

功效： 补养肝肾·健脾益气

材 料
杜仲、太子参各20克，枸杞子16克，黄精12克，鹧鸪1只，姜1片。

调味料
盐适量。

做 法
① 鹧鸪洗净，汆水，备用。

② 其他材料洗净，沥干水分。

③ 锅内水煮沸，放入全部材料，大火煮沸后，改用慢火煲2小时，即可食用。

应 用 ▶
用于糖尿病，症见腰膝酸痛、心慌失眠、胃口欠佳、头晕眼花等。

分 析 ▶
杜仲具有补肝肾、强筋骨、安胎的功效。现代研究认为，杜仲可以降血压、降血脂，能增强免疫功能。太子参具有健脾益气、生津降糖的作用。鹧鸪可健脾和胃、养心安神。枸杞子具有补肝肾、明目的功用。现代研究认为，枸杞子可以增强免疫力，降低血糖，促进造血功能，能抗衰老、抗突变、抗肿瘤、护肝等。黄精可以滋肾润肺、健脾益气、降低血糖。姜主要有和胃、调味的作用。

备注：
容易口干口渴、大便秘结者，可加玄参、生地、麦冬（此三味中药也具有一定的降血糖的作用）。

太子参淮杞炖乳鸽汤

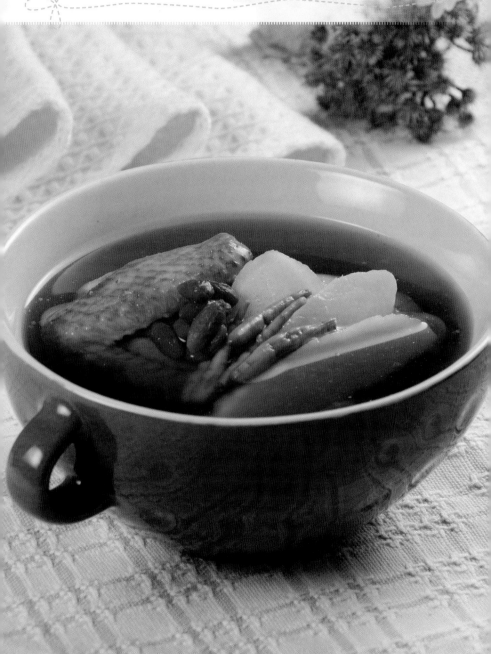

功效：益气养阴

材料

淮山、太子参各20克，枸杞子16克，乳鸽半只，猪腱子肉80克，姜1片。

调味料

盐适量。

做法

① 乳鸽洗净，斩件，汆水。

② 猪腱子肉洗净，切块，汆水；姜去皮，洗净。

③ 其他材料洗净，沥干水分。

④ 全部材料放入炖盅内，注入清水适量，炖1小时后下盐调味即可。

应用▶

用于糖尿病，症见疲倦乏力、口渴咽干、气短眼蒙、胃口欠佳等。

分析▶

太子参具有健脾益气、生津降糖的作用。枸杞子具有补肝肾、明目的功效。现代研究认为，枸杞子可以增强免疫力，降低血糖，促进造血功能，能抗衰老、抗突变、抗肿瘤、护肝等。淮山可以益气养阴、健脾补肺、固肾益精、降低血糖。鸽子可补肝肾、养气血。瘦肉可补精益髓、益气养血。姜主要用以调味和胃。

i 备注：

如小便频或夜尿多者，可加山茱萸16克，以加强固肾缩尿的作用。

冬瓜薏仁老鸭汤

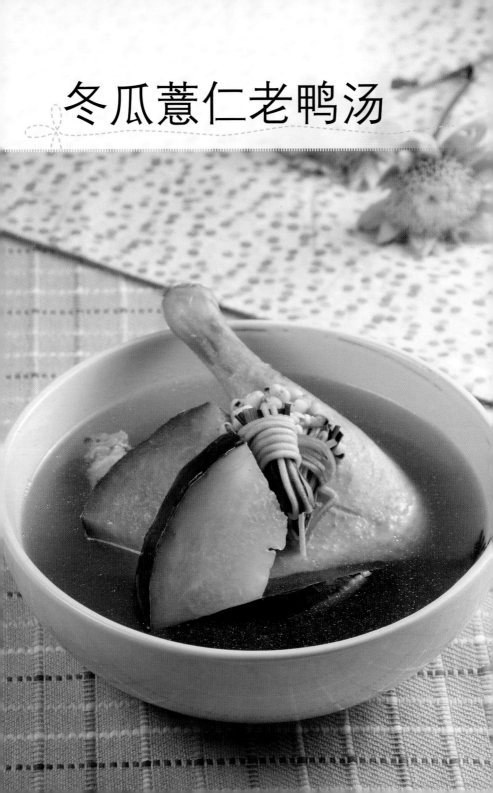

功效：养阴清热·健脾祛湿·生津止渴

材　料

老鸭1只，冬瓜640克，生、熟薏苡仁共40克，灯芯草8克，陈皮1块。

调味料

盐适量。

做　法

① 老鸭洗净，斩件氽水。

② 冬瓜洗净，连皮切成大块。

③ 生、熟薏苡仁及灯芯草分别洗净。

④ 陈皮泡软，刮去瓤。

⑤ 用汤煲烧滚水后，放入全部材料煲约2小时，调入盐即可食用。

应　用 ▶

用于糖尿病，症见口干咽燥、气短头重、疲倦乏力、面肿腹胀。

分　析 ▶

汤中冬瓜清热利水、生津止渴。生熟薏苡仁、灯芯草和陈皮合用可健脾祛湿、理气化痰。鸭肉滋阴补虚、养胃利水。这道食疗方虽然不能直接降糖，但可以改善糖尿病所导致的并发症。

注意事项：

如果患慢性支气管炎而出现咳痰清稀或色白多沫等属虚寒咳嗽者，不宜服用此汤。

备注：

① 鸭肉属寒凉之品，而选用老鸭，其意在于减少寒凉之性。

② 此汤还有祛湿消斑的作用，适合用于面部皮肤黄褐斑者。

石斛田杞乌鸡汤

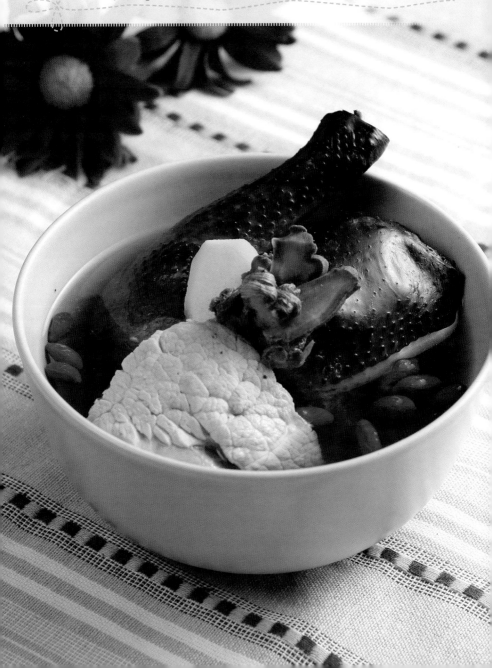

功效： 调补肝肾·活血养血

材 料

石斛、田七、枸杞子各12克，乌鸡半只，猪瘦肉120克，老姜1片。

调味料

盐适量。

做 法

① 乌鸡洗净；瘦肉斩件，汆水，洗净。

② 石斛、田七、枸杞子、老姜分别洗净。

③ 全部材料放入炖盅内，加清水炖2小时，下盐调味即可。

应 用 ▶

用于糖尿病，症见月经不调、经行腹痛、腰酸眼蒙、疲倦乏力等。

分 析 ▶

乌鸡具有补肝肾、益气血、退虚热、调月经的作用。石斛可益胃生津、益精明目、降低血糖。田七具有化瘀止血、活血定痛的作用。现代研究认为，田七具有增加心输出量、降低心肌耗氧量、促进冠状动脉梗死区侧支循环的形成、调节糖代谢、保肝、延缓衰老、抗肿瘤等作用。枸杞子具有补肝肾、明目的功用，并且还可以增强机体免疫力的作用，可降低血糖，促进造血功能，能抗衰老、抗突变、抗肿瘤、护肝等。瘦肉可以补精益髓、益气养血，与姜搭配还有调味和胃的作用。

海带绿豆煲乳鸽

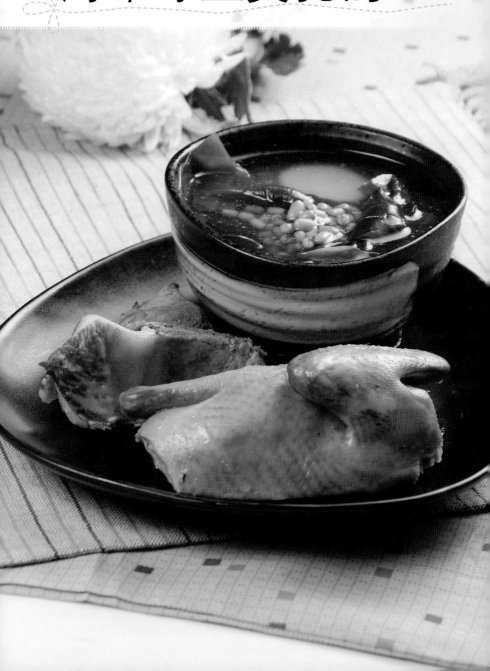

功效： 调补肝肾·降压降脂

材　料
海带12克，绿豆20克，扇形骨320克，乳鸽2只，老姜2片。

调味料
盐适量。

做　法
① 扇形骨洗净，斩件；乳鸽洗净。

② 扇形骨、乳鸽氽水，洗净。

③ 海带浸透，绿豆、老姜分别洗净。

④ 汤煲装入清水，大火煲滚后，放入全部材料，煲2小时后调入盐即可。

应　用 ▶
用于糖尿病，症见头晕乏力、腰膝酸软、身重水肿、毛发稀疏脱落、记忆力下降、淋巴结肿大以及高血压等。

分　析 ▶
海带具有软坚散结、消痰、利水消肿、降压降脂的作用。绿豆具有清热解毒、利水消肿的作用。乳鸽具有补肝肾、益气血的作用。扇形骨可益气壮骨，与姜合用有调味和胃的作用。此汤虽然不能直接降低血糖，但通过调补肝肾、降压降脂、解毒利水等作用，可改善糖尿病所导致的并发症。

i **备注**：
本汤中的海带及绿豆等属于寒凉之品，因其配用乳鸽及尾龙骨、老姜之后，汤水的寒凉之性有所减弱，并且还加强了滋补作用，几味配合可达到清中有补、清不伤正、补不壅滞的效果。

海螺淮山煲鸡汤

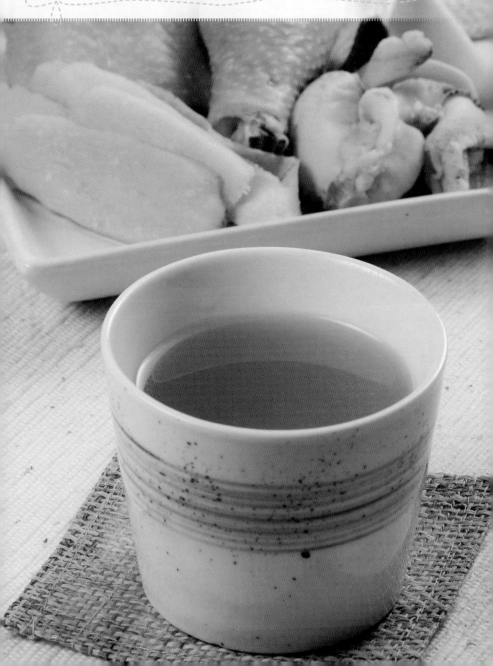

功效： 益气养阴·明目壮骨

材　料

海螺640克，老鸡1只，淮山20克，玉竹16克，陈皮1块，姜2片，姜、葱各适量（氽水用）。

调味料

盐适量.

做　法

① 海螺除壳洗净，用姜、葱氽水，祛除腥味，备用。

② 老鸡洗净，氽水，备用。

③ 陈皮浸透，刮去瓤，洗净；玉竹洗净。

④ 淮山放入温淡盐水中泡20分钟，然后稍稍洗去上面的白色粉末。

⑤ 锅内水烧沸后，放入全部材料，大火煮沸，改文火煲一个半小时，加盐调味即可。

应　用▶

用于糖尿病,症见口干咽燥、咳痰不爽、气短乏力、眼蒙干涩等。

分　析▶

海螺具有养阴润燥、益胃明目的功效。鸡肉具有益气补血、健脾养胃、强壮筋骨的功效。淮山可健脾补肺、固肾益精、降低血糖。陈皮可理气、健脾、化痰。玉竹具有养阴润燥、生津止渴、降低血糖的功效。

备注：

① 气短乏力明显者，可加太子参20克，以加强健脾益气的功效。

② 口干咽燥兼气短者，可加南沙参12克，以加强润肺益气的功效。

沙参玉竹松茸炖海星

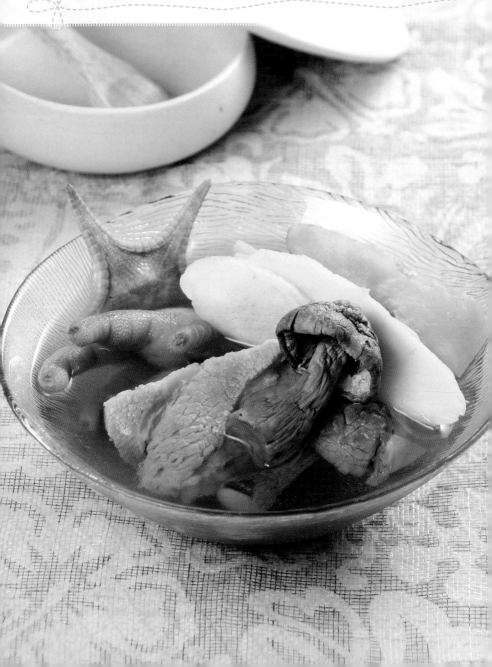

功效： 健脾和胃·化痰软坚

材　料

松茸菌40克，南沙参20克，玉竹、淮山各12克，海星1只，猪腱子肉160克，鸡爪40克，姜2片，粗盐适量（擦洗用）。

调味料

盐适量

做　法

1. 猪腱子肉洗净，切件；鸡爪用粗盐擦洗净，去掉外面的一层黄皮，斩去爪尖。

2. 其他材料洗净，沥干水分；姜去皮。

3. 锅内烧水，待水沸时，放入鸡爪、猪腱子肉、海星氽烫一下沥干。

4. 将全部材料放入炖盅，加入冷开水，炖2小时后下盐调味即可。

应　用▶

用于糖尿病，症见腹胀腹痛、腰膝酸软、疲倦乏力、口干咽燥，以及淋巴肿大、血压高等。

分　析▶

松茸菌具有健脾和胃、理气止痛、化痰、抗癌的作用。海星具有化痰软坚、活血消肿、降血压、降血糖的作用。南沙参可养阴润肺、化痰、益气。玉竹可养阴润燥、生津止渴。现代研究认为，南沙参、玉竹均有一定的降血糖作用。鸡爪有滋养肌肤、强壮筋骨的作用。瘦肉（猪腱子肉）可补精益髓、益气养血。姜有调味和胃的作用。

冬瓜黄花汤

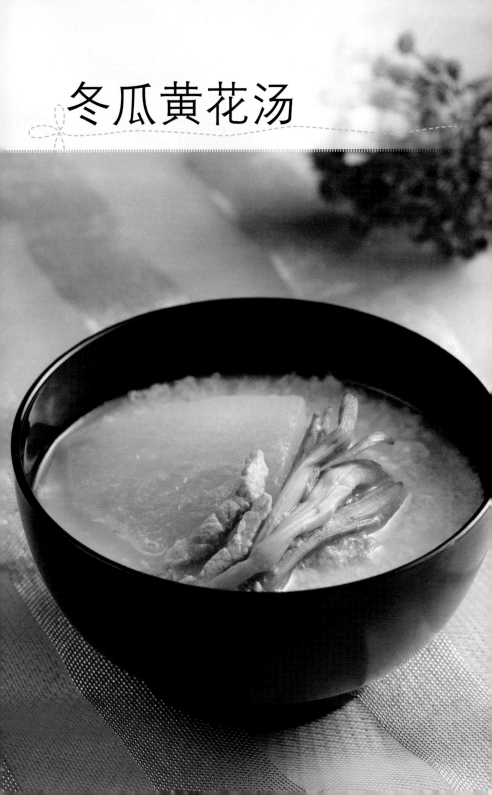

功效：清热生津·益气养阴·解闷降脂

材　料
冬瓜240克，金针菜(黄花菜)20克，猪瘦肉40克，鸡蛋1个。

调味料
盐、芝麻油各适量。

做　法
① 冬瓜去皮切片，备用。

② 金针菜用温水浸泡，洗净后去蒂，切段。

③ 瘦肉洗净切成丝；鸡蛋放入碗中打散。

④ 锅中放入清水，大火烧滚，放入肉丝、冬瓜煮熟，再放入金针菜稍煮一会儿，然后倒入鸡蛋液，加入盐，拌成蛋花后淋入芝麻油即可。

应　用 ▶
用于糖尿病而出现口干咽燥、疲倦乏力、气闷不舒、血脂偏高等。

分　析 ▶
冬瓜具有清热生津、消脂减肥的功效。金针菜(黄花菜)有解闷宽胸、清热利湿的功效。瘦肉具有调味和胃、益气养阴的功效。鸡蛋可滋阴润燥、养血健脑，为增强记忆力之益智佳品，虽然鸡蛋黄含有一定的胆固醇及甘油三酯，但和冬瓜配合服用，可减少脂质的吸收。

注意事项：

吃新鲜金针菜时，一定要炒至熟透后方可食用，否则易致中毒反应，而出现恶心、呕吐、腹痛、头昏等症状。

冬瓜瘦肉汤

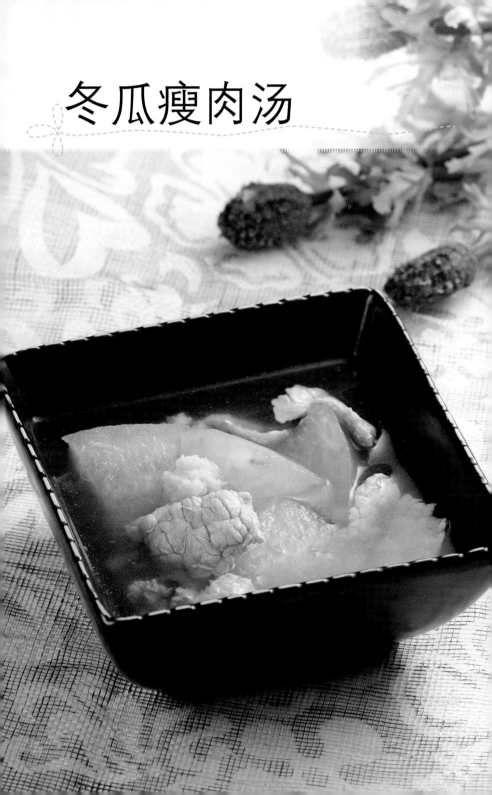

功效： # 健脾益气·清热生津

材　料
冬瓜640克，猪瘦肉120克，上汤1升，姜1块。

腌　料
生抽、芝麻油、生粉各适量。

调味料
生抽、姜蓉、油、盐各适量。

做　法
1. 冬瓜去皮、去瓤，洗净，切成块，汆水，捞出沥干。
2. 姜去皮，洗净，磨成姜蓉。
3. 瘦肉洗净切片，用生抽、芝麻油、生粉拌匀。
4. 锅置火上，放入油烧热，下姜蓉，再放入肉片、生抽、冬瓜块、盐翻炒5分钟，放入上汤并烧沸，改用小火煮至冬瓜熟烂，放入芝麻油即可。

应　用▶
用于糖尿病而出现口干咽燥、血脂高、小便不利者。

分　析▶
冬瓜具有清热生津、消脂减肥的功效。瘦肉有健脾益气、调胃和味的功效。

注意事项：

冬瓜偏寒凉，糖分和钠的含量均较低，对糖尿病可以起到辅助治疗作用，但如有畏寒肢冷、口淡食少，民间称之为"寒底"者不宜多食。

苦瓜排骨清润汤

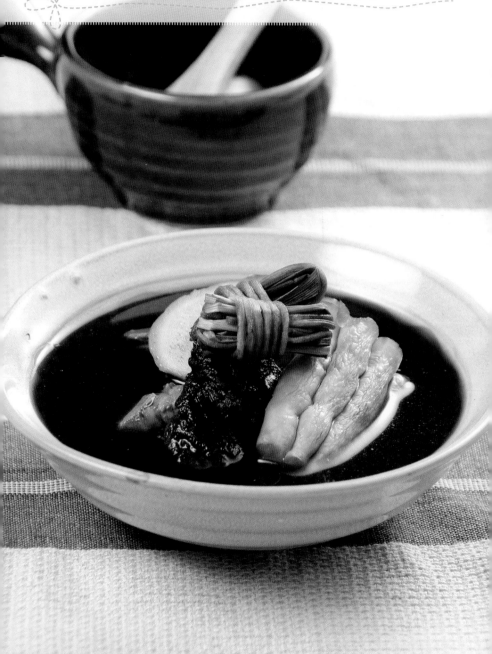

功效：清热解毒·养阴降糖

材 料
灯芯草3扎，苦瓜2个，生地黄12克，排骨320克，姜2片。

调味料
盐适量。

做 法
①灯芯草洗净，浸泡15分钟；生地黄洗净。

②苦瓜去瓤、核，洗净，切段；排骨洗净，斩件。

③排骨、苦瓜氽水，撇去浮沫，捞出洗净。

④汤煲内加水烧滚，加入全部材料，用武火煲沸后，改用文火煲约30分钟，调味即可。

应 用 ▶

用于糖尿病，症见心烦、身热、口渴喜冷饮、舌红绛、苔黄燥、小便短赤、目赤咽痛等。

分 析 ▶

苦瓜可清热解暑、解毒明目。现代研究发现，苦瓜具有一定的降血糖、抗癌作用。生地可清热凉血、养阴生津。现代研究认为生地黄具有降血糖作用。排骨一方面可养阴润燥，另一方面可调味养胃。灯芯草具有清热利尿、清心除烦的作用。姜在汤中的主要作用是和胃、缓和寒凉之品。

注意事项：

肾阳虚夜尿多者不宜食，因为本汤稍偏凉，阳虚体质食用过多后会使阳气更虚，导致夜尿次数增多。

苦瓜咸菜黄豆排骨汤

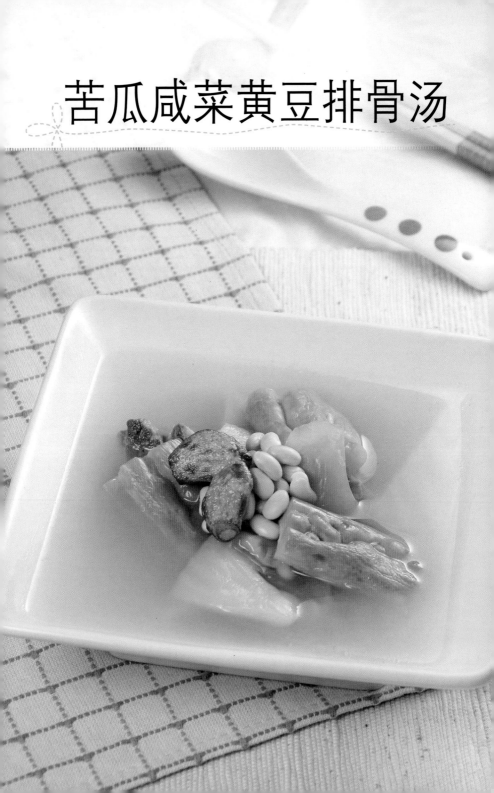

功效： 清热解毒·健脾和胃·降压降糖

材　料

苦瓜640克，肉排400克，咸菜半棵，黄豆40克，蒜头（原粒）6粒。

调味料

盐适量。

做　法

1 苦瓜洗净，去籽切大块，用少许盐略腌。

2 咸菜切片，用水泡一会儿以减少咸味，洗净；蒜头原粒去掉外皮，备用。

3 肉排洗净，斩小件。

4 烧热锅，下少许油，爆香蒜头至金黄色，放入肉排略炒一下，再下苦瓜；加入适量清水，放进余下材料，大火煲滚，再转中小火，煲约45分钟，下盐调味即可。

应　用▶

用于糖尿病，症见面疮频生、烦渴引饮、胃口欠佳、血压及血脂偏高，还可预防癌症。

分　析▶

苦瓜有清热解暑、解毒消疮的作用。现代研究认为，苦瓜具有降血糖、增强免疫细胞吞噬癌细胞的能力、抑制癌细胞的作用。黄豆健脾补血利水。现代研究认为，黄豆具有抑制癌细胞的作用及一定的降糖作用。肉排、咸菜和大蒜合用有调味和胃的作用，而且大蒜还具有一定的降脂、降压、降糖作用。

注意事项：

痛风患者不宜多食。

淡菜瑶柱排骨煲节瓜

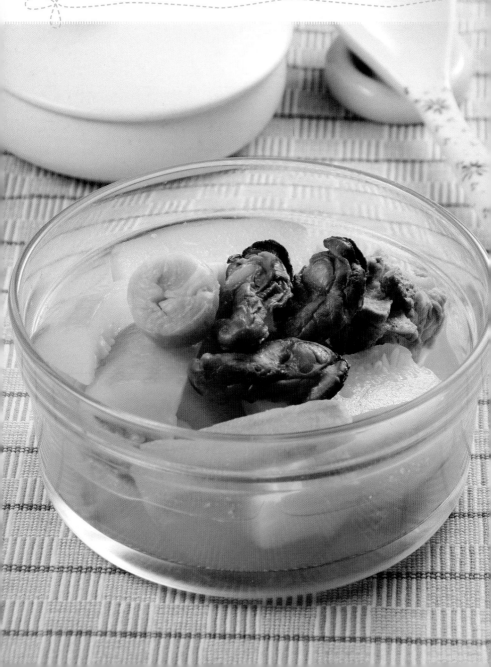

功效： 补肝肾·益精血·消湿热·利水肿

材 料
淡菜(又名贻贝)20克，瑶柱4粒，节瓜480克，排骨240克，姜2片。

调味料
盐适量。

做 法
① 淡菜、姜片分别洗净。

② 瑶柱用温水浸透泡软。

③ 节瓜洗净，切件。

④ 排骨洗净，斩小件。

⑤ 汤煲中加入清水烧沸，放入全部材料，用中火煲约45分钟，加盐调味即可。

应 用 ▶
用于糖尿病，症见头晕目眩、妇女带下、腰膝酸软、口干咽燥、乏力身肿等。

分 析 ▶
淡菜具有补肝肾、益精血的作用。瑶柱可调胃和中、滋阴补肾。节瓜具有清火祛湿、解毒利水、生津止渴的作用。排骨可益气壮骨，与姜合用有调味和胃的作用。本汤虽无直接的降糖作用，但可改善糖尿病所导致的并发症。

备注：
本汤有清热祛湿解毒的作用，经多味合用之后，还具有清中有补的作用，且加入瑶柱、排骨、淡菜之后，汤味更加清甜。由于糖尿病患者的自我调节能力较差，所以不宜喝太多，一碗即止。

节瓜白菜干煲骨汤

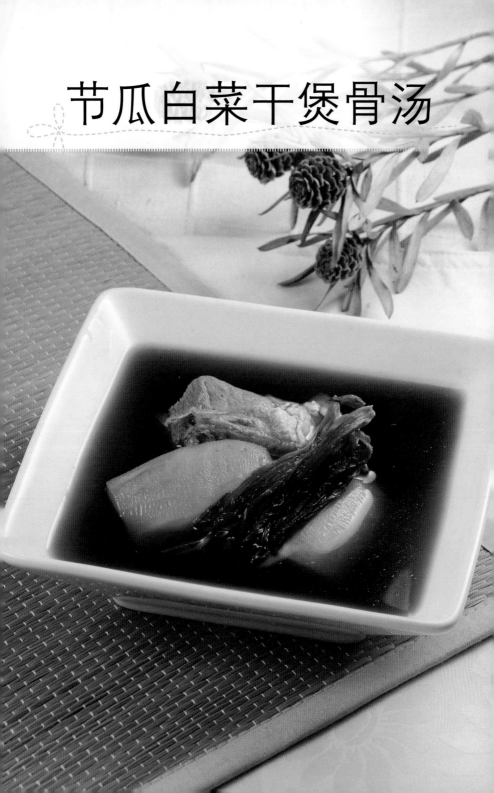

功效 清热生津·祛湿利水·通利二便

材　料
节瓜3个，菜干1小扎，猪臀骨240克。

调味料
盐适量。

做　法

① 节瓜去皮洗净，切大件。

② 菜干泡软洗净，剪段。

③ 猪臀骨洗净，汆水，备用。

④ 汤煲盛水煮沸后，放入全部材料，煲2小时，调入盐即可。

应　用 ▶
用于糖尿病，症见心烦口渴、二便不利、头重面肿等。

分　析 ▶
汤中节瓜具有清火祛湿、消暑解毒、利水消肿、生津止渴的作用。菜干主要为白菜之晒干品，有通利肠胃、清热除烦、降血糖的作用。猪臀骨具有健脾益气、强筋壮骨、调味和胃的作用。

注意事项：

① 如果猪臀骨较难买到，可用扇形骨代替。

② 有些人想增加汤中的甜味，可加入适量的瑶柱，其汤味可更清甜。

排骨炖白菜

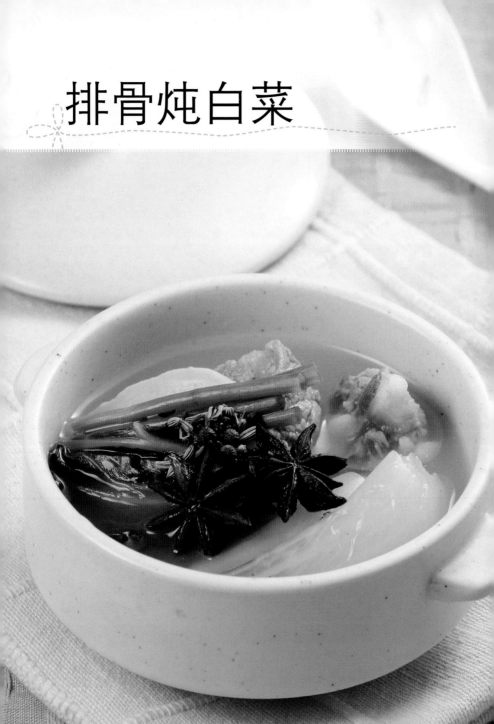

[功效：] 清热生津·壮骨降糖

材　料

白菜640克，排骨240克，葱段2根，姜2片。

调味料

酒适量，八角、花椒、盐各适量，油、胡椒粉各少许。

做　法

① 排骨洗净，斩成3厘米长的块。

② 白菜去根及老叶，洗净，切成5厘米长的方块。

③ 排骨放入锅中余水约3分钟，捞出用水冲净，再将排骨放入炖盅内，加水至浸没排骨，放入葱段、姜片、酒、八角、花椒，武火烧滚，去浮末，改用文火炖约2小时。

④ 将锅放油烧热，放入白菜炒3分钟，再倒入排骨盅内，加盐调味，炖至排骨酥烂，去葱姜，撒上胡椒粉即可。

应　用 ▶

用于糖尿病，症见口燥口干、腰酸膝软、小便不利、血压偏高等。

分　析 ▶

白菜具有清热生津、利水消肿、降压降糖的作用。猪排骨有壮腰健骨、调味和中的功效。

注意事项：

八角、花椒、胡椒粉为辛香温热之品，虽然放入汤中可调味，增加胃口，但不宜过多食用，因为过量易伤阴津，导致口燥口干。

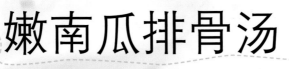

嫩南瓜排骨汤

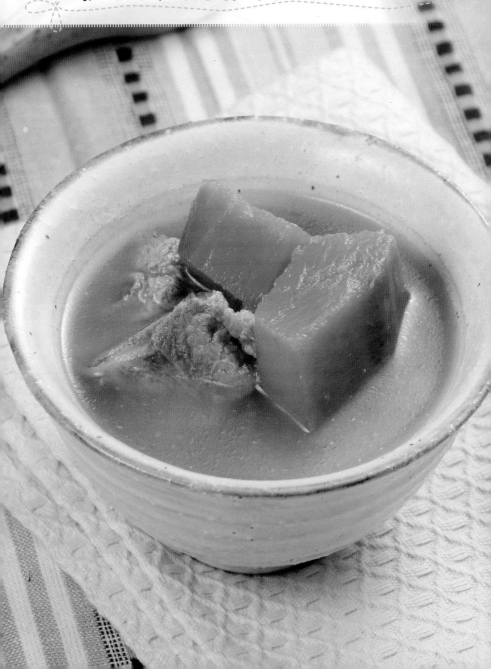

功效： 补中益气·调养肝肾

材　料

嫩南瓜480克，排骨320克。

调味料

盐适量。

做　法

① 嫩南瓜洗净，去皮切块。

② 排骨洗净，斩件，汆水，备用。

③ 汤煲盛水煮沸后，放入所有材料，武火煲滚后，转文火煲一个半小时，调入盐即可食用。

应　用▶

用于糖尿病，症见口干舌燥、疲倦乏力、腰酸腿软者。

分　析▶

汤中南瓜具有补中益气、解毒杀虫的功效，还有保护肝脏和肾脏的作用。排骨可养阴润燥、可调味养胃。

i 备注：

南瓜有许多食疗作用，如南瓜中的大量果胶能延缓肠道对脂质的吸收，间接起到降脂作用；另外南瓜具有良好的通便作用，还可降低亚硝酸盐的致癌性，增强肝肾细胞的再生能力，起到较好的抗毒作用。南瓜的含钴量较高，居各类蔬菜之冠，钴是胰岛细胞所必需的微量元素，可促使胰岛素的分泌。但对于南瓜是否能降血糖，不少文章褒贬不一，持反对意见者认为，老南瓜的含糖量不低，吃多了可导致血糖升高。笔者在临床中，建议糖尿病患者食嫩南瓜，并没有出现使血糖升高的现象，主因是嫩南瓜的含糖量较老南瓜低。

番茄南瓜滚鱼汤

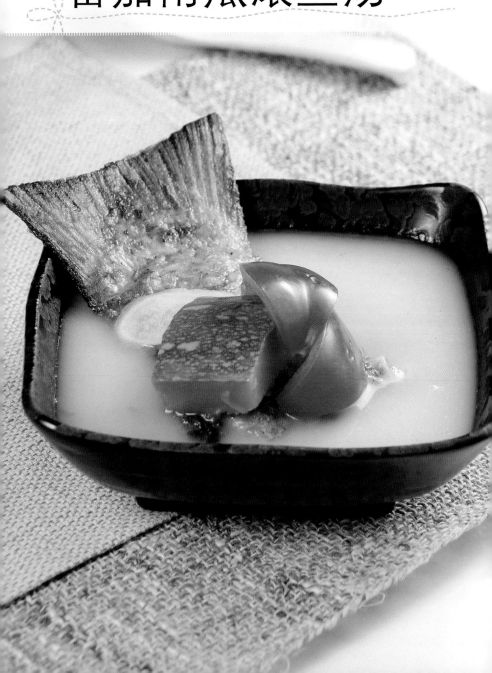

功效： 健脾益气·开胃生津

材 料

鲩鱼尾320克，番茄2个，嫩南瓜320克，姜2片。

调味料

盐、油各适量。

做 法

① 鲩鱼尾用清水洗净，沥干水下油锅，煎香。

② 将煎香的鲩鱼尾放入煲鱼汤袋内，绑好袋口。

③ 南瓜洗净，去籽连皮切件；番茄洗净切件。

④ 煲内煮滚水，放入煲鱼袋、番茄、南瓜及姜片，用中火煮半小时。汤滚后，将鱼袋取出，下盐调味即成。

应 用▶

用于糖尿病，症见胃口欠佳、气短乏力、口渴咽干。

分 析▶

汤中鲩鱼有健脾益气、暖胃和中的功效。番茄具有益气健脾、降脂降压、提高抗病能力的作用。南瓜具有补中益气、解毒杀虫的功效，还有保护肝脏和肾脏的作用。三味合用，可以健脾益气、开胃生津。

注意事项：

皮肤敏感及易生疮者鲩鱼应少食。有记载指出："鲩鱼肉多吃，能发诸疮。"

江瑶柱翡翠冬瓜羹

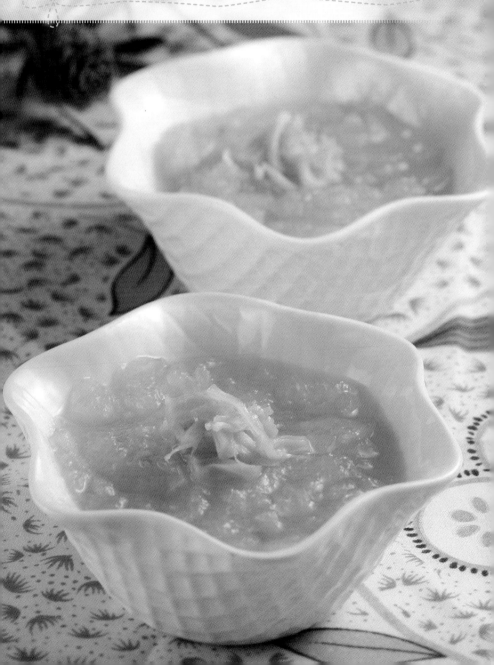

功效：滋阴补肾·清热生津·益气降脂

材 料

江瑶柱(干贝)40克，冬瓜640克，鸡汤半升，芥蓝适量。

调味料

盐适量，胡椒粉、生粉各少许。

做 法

①冬瓜、芥蓝洗净。

②冬瓜去皮，上笼蒸熟，然后制成蓉。

③江瑶柱温水浸透泡软。

④芥蓝用榨汁机榨成菜汁。

⑤锅内倒入鸡汤，放入江瑶柱、冬瓜蓉，加盐适量调味，烧沸，用生粉勾芡后加入菜汁，煮开后撒少许胡椒粉即可。

应 用▶

用于糖尿病，症见口干口渴、胃口欠佳、气短。

分 析▶

江瑶柱有滋阴补肾、调胃和中、降血脂及抗癌的作用。冬瓜具有清热生津、消脂减肥的功效。芥蓝有利水化痰、解毒祛风的功效。鸡汤有健脾益气、和胃调味的作用。

！注意事项：

冬瓜偏寒凉，含糖含钠均较低，对糖尿病有辅助治疗作用，但如有畏寒肢冷、口淡食少，民间称之为"寒底"者不宜食多。

枸杞子拌西芹

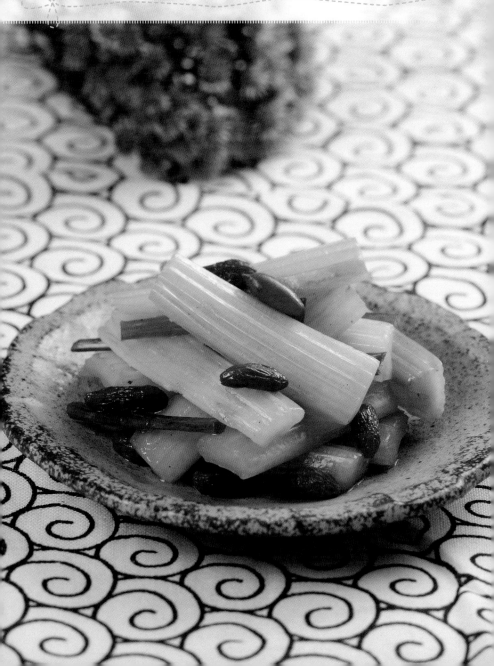

功效：补益肝肾·降压明目

材 料

枸杞子20克，西芹160克，葱末少许。

调味料

盐适量。

做 法

① 枸杞子洗净，去除杂质。

② 西芹洗净，去掉老筋，切成段。

③ 锅置火上烧热，放入油，烧至六成热，放葱炒香，再放入西芹段、枸杞子，稍炒片刻，加入盐，炒至入味即可。

应 用 ▶

用于糖尿病，症见眼蒙眼涩、血压偏高、时易尿频尿急尿痛者。

分 析 ▶

枸杞子具有补肝肾、明目的功用。现代研究认为，枸杞子可增强机体免疫力的作用，促进造血功能，能抗衰老、抗突变、抗肿瘤、护肝等，且有降低血糖、降压的作用。西芹有清热平肝、降脂降压之效，还有利尿、抗感染、抗衰老的作用。

注意事项：

西芹性稍偏凉，阳虚体弱、怕冷、肢凉口淡的患者不宜多食。

杂菜卷

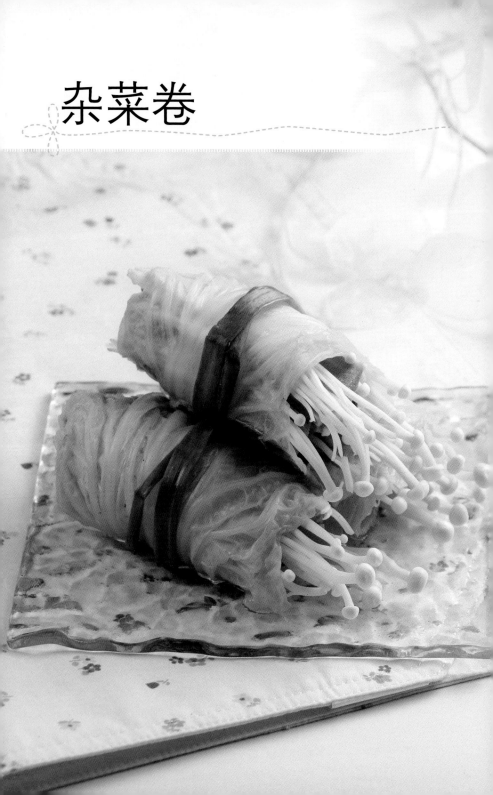

功效：益气生津·养肝明目·降脂降糖

材　料

大白菜（黄芽白）4片，金针菇80克，芥蓝、胡萝卜、鲜香菇各20克，生粉适量，葱少许。

调味料

盐适量，芝麻油、胡椒粉各少许。

做　法

① 大白菜叶洗净，放入滚水锅中烫软，捞出过一下凉水。

② 金针菇、香菇去蒂洗净切丝；芥蓝、胡萝卜洗净去皮，放入滚水中烫熟，捞出挤干水分。

③ 金针菇丝、香菇丝、芥蓝丝、胡萝卜丝用盐、芝麻油和胡椒粉拌匀，腌制10分钟。

④ 取一片大白菜叶，将适量腌好的各种丝放在叶子上卷起来，用小葱系好。

⑤ 按步骤将其他菜卷逐一卷好，放在盘中，放入锅用大火蒸5分钟取出。

⑥ 将蒸出来的汁水放入锅中烧开，加盐调味，勾芡后浇在菜卷上即可。

应　用 ▶

用于糖尿病，症见气短声低、疲倦乏力、口干口渴、视力减退、血脂偏高等。

分　析 ▶

本菜谱中大白菜、金针菇、香菇均有降血糖的作用，三味合用有益气生津、降脂降糖的功效。胡萝卜具有健脾化滞、养肝明目、润肠通便的作用。现代研究认为，胡萝卜所含的胡萝卜素在人体内可转化成维生素A，维护眼及皮肤的正常生理功能，其粗纤维能刺激胃肠蠕动，还有降压、降胆固醇、强心、抗恶性肿瘤、抗炎和抗过敏的作用。芥蓝具有利气化痰、宣肺和胃的功效。

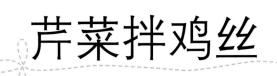

芹菜拌鸡丝

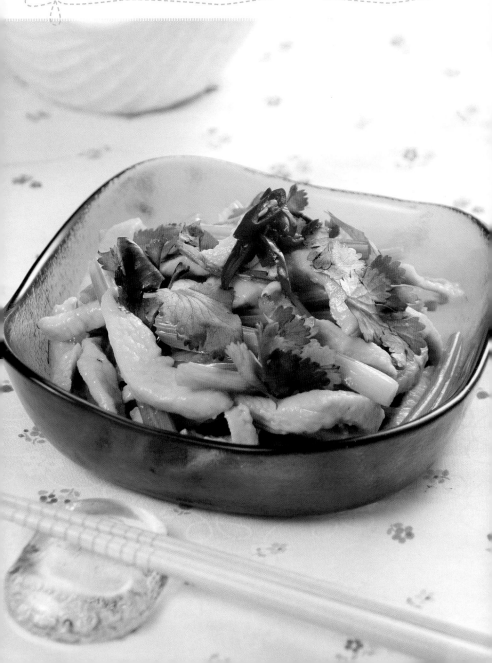

功效： 清热平肝·健脾益气

材料

鸡肉160克，芹菜160克，香菜段少许。

调味料

油、十辣椒丝、麻油及盐各适量，醋、生粉各少许。

做法

① 芹菜去掉老叶洗净，切成段，粗的部分切细；鸡肉切粗丝，放入碗中，加生粉、少许盐拌匀。

② 锅中放水烧滚，放入芹菜，加入少许盐和油，氽至熟，捞出用凉开水过一下，沥干水分。

③ 水再次烧开，倒入鸡丝搅散，待肉变色即可捞出，用凉水过一下，沥干。

④ 炒锅上火，放油烧热，放入干辣椒丝用小火炸香，将炸出的油浇到菜丝上，再加入适量的盐、醋、芝麻油及香菜段，拌匀即可。

应用▶

用于糖尿病而出现血压偏高、疲倦乏力、胃口欠佳、腰酸腿软、气短声低等。

分析▶

芹菜有清热平肝、降脂降压之效，还有利尿、抗感染、抗衰老作用。鸡肉具有健脾益气、强筋壮骨的作用。放点辣椒丝和香菜具有调味和胃，促进食欲的作用。芹菜性偏凉，鸡肉、辣椒丝和香菜性偏温，这几种食材合用是凉温相制、调和阴阳、补而不滞、泻不伤正的搭配法。

注意事项：

① 芹菜性偏寒凉，属阳虚体弱，怕冷、肢凉口淡的患者不宜多食。

② 感冒发热或感染性疾病发热者等不宜吃鸡肉。

芹菜炒牛肉

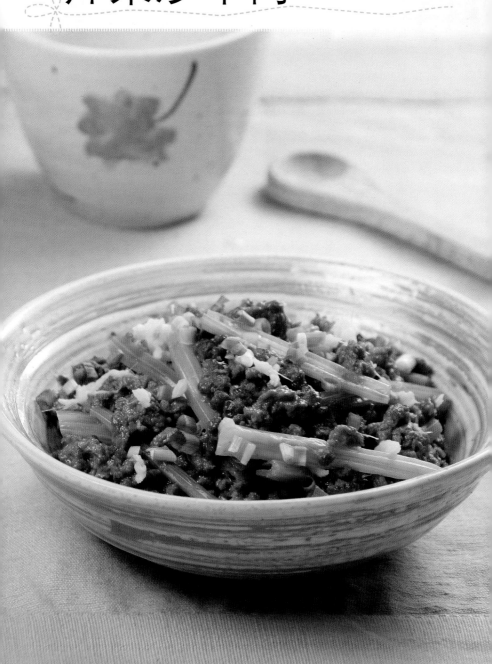

功效：清热平肝·益气健脾·强筋壮骨

材 料

牛肉40克，芹菜240克，葱花、姜末各少许。

腌 料

生抽、生粉、酒各少许。

调味料

盐适量。

做 法

① 牛肉去筋膜洗净，切成肉碎，放入碗中，用腌料抓匀。

② 芹菜撕去老筋，去叶后洗净，切成小段，汆水。

③ 锅置火上，烧热油，放入葱花、姜末稍炒一下，再放入牛肉碎，用大火快炒，肉变色后即盛出，备用。

④ 锅中留底油烧热，放入芹菜快炒，加盐炒匀，然后放入炒过的牛肉，继续翻炒，肉熟即可。

应 用 ▶

用于糖尿病，症见血压偏高、疲倦乏力、腰酸腿软、气短声低等。

分 析 ▶

芹菜有清热平肝、降脂降压的功效，还有利尿、抗感染、抗衰老的作用。牛肉有健脾胃、益气血、强筋骨的功效。两者相比较，芹菜性偏凉，牛肉性偏温，凉温相配则互相制约，可以达到调和阴阳，补而不滞，泻不伤正的目的。

注意事项：

患有湿疹、疮毒、皮肤瘙痒以及感冒发热、感染性疾病发热者等不宜食牛肉。

炒三素

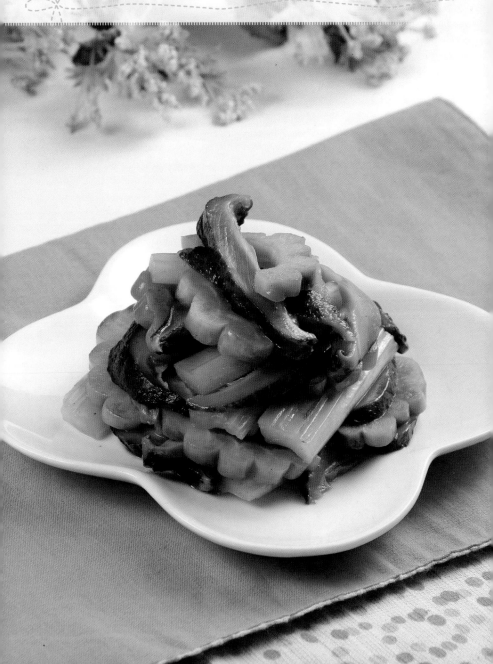

功效： 清热平肝·降脂降糖

材　料

西芹320克，香菇20克，苦瓜半个。

调味料

油、生抽各少许，盐适量。

做　法

①香菇泡软去蒂，用清水洗净，沥干水分，切条备用。

②西芹撕去老筋、摘除老叶，洗净，切成3厘米长的段。

③苦瓜洗净切成薄片，怕苦者可稍加盐拌匀，等待片刻后抓出苦水（实际上不出苦水效果更佳），备用。

④锅置火上烧热，放油加热，再放入各种材料，稍炒片刻，加入生抽、盐，炒至入味即可。

应　用▶

用于糖尿病，症见口干口苦、大便不畅、小便浑浊、头晕脑涨、面红目赤、血压或血脂偏高等。

分　析▶

西芹有清热平肝、降脂降压的功效，还有利尿、抗感染、抗衰老的作用。香菇有益气养血、降脂降压的功效。苦瓜有清热解毒、降糖抗癌的作用。

注意事项：

① 西芹和苦瓜偏寒凉，阳虚体弱、怕冷、肢凉口淡的患者不宜多食。

② 香菇为"动风"之品，慢性瘙痒性皮肤病及痛风患者不宜食。

茄子豆干炒肉丝

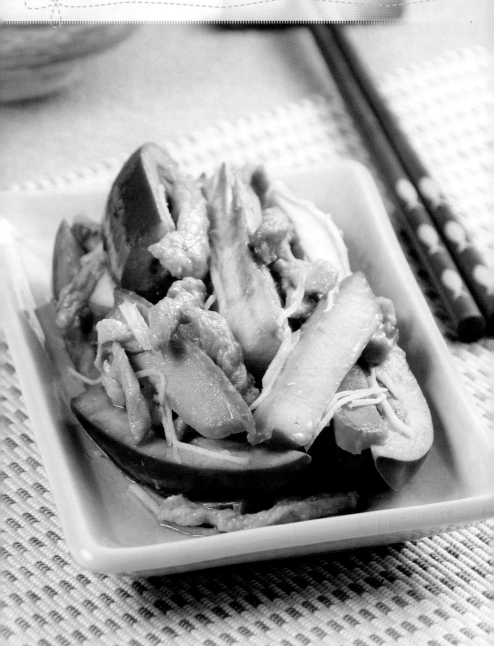

功效： 清热解毒·益气生津·降脂降压

材　料

豆腐干、猪瘦肉各40克，茄子160克，姜丝少许，酒、上汤各适量。

调味料

生粉少许，生抽、料酒、盐各适量。

做　法

① 豆腐干洗净，切成条状；茄子洗净、切块，用清水稍泡一下。

② 瘦肉洗净切丝，加入生粉、少许盐、生抽拌匀。

③ 起油锅，放入肉丝、姜丝兜炒一遍，调入料酒，翻炒至变色即盛出，备用。

④ 锅放油烧热，爆香姜丝，放入沥干水的茄子翻炒，加入上汤稍焖一会儿。

⑤ 将豆腐干放入锅中，再放入炒过的肉丝，加入生抽、料酒，继续翻炒，入盐调味即可。

应　用 ▶

用于糖尿病，症见气短乏力、口干咽燥、血脂偏高、血压偏高以及口舌生疮、血热便血等。

分　析 ▶

豆腐具有益气生津、清热解毒、降脂益智的作用。茄子可清热解毒、降脂降压、活血消肿，还有缓解痔疮出血的作用。猪瘦肉具有调味和胃、益气养阴的功效。

注意事项：

① 豆腐中含嘌呤较多，痛风患者以及血尿酸偏高者不宜食。

② 茄子性偏凉，脾胃虚寒易腹泻者不宜食，皮肤病患者勿食。

海带炒肉片

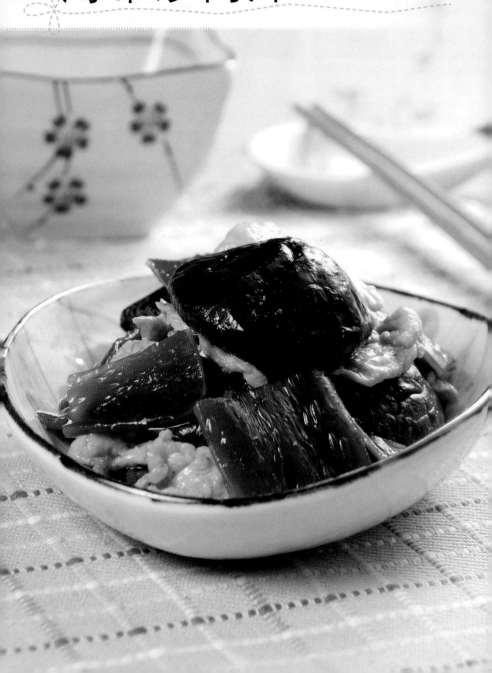

功效: 消痰软坚·利水消肿

材 料
猪瘦肉、海带各80克，香菇16克。

调味料
酒、生抽、生粉和盐适量，油少许。

做 法
① 瘦肉洗净，切成薄片，放入碗中，用酒、生粉抓匀上浆。

② 海带洗净泡软，切成片；香菇洗净后用水泡软，去蒂。

③ 锅中放油烧热，放入肉片炒至变色，加入海带、香菇翻炒片刻，加盐继续翻炒至熟，用生粉勾芡即可。

应 用 ▶
用于糖尿病，症见甲状腺肿大、瘿瘤、肥胖症、脚气、水肿、淋巴肿大、血压及血脂偏高等。

分 析 ▶
海带具有软坚散结、消痰、利水消肿、降血压、降血脂、防癌等作用。香菇有益气养血、降脂降压、抗癌的功效。猪瘦肉具有调味和胃、益气养阴的功效。

注意事项：

① 海带性寒，有胃寒胃痛者不宜食。

② 香菇为"动风"之品，慢性瘙痒性皮肤病及痛风患者不宜食。

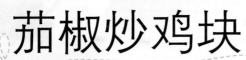

茄椒炒鸡块

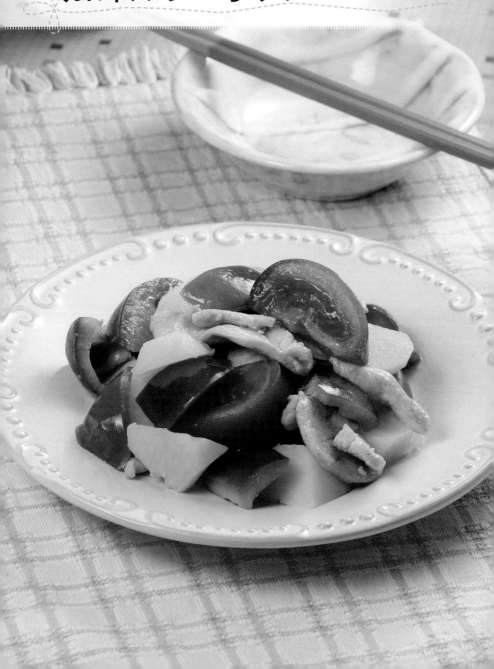

功效： 健脾益气·清热生津

材 料

番茄2个，土豆1个，鸡脯肉240克，青甜椒1个。

调味料

酒、油、盐各适量，五香粉少许。

做 法

① 鸡脯肉洗净切块，加入盐、五香粉、酒腌制15分钟。

② 番茄洗净，去蒂，一个切成四份。土豆洗净，去皮，切滚刀块。

③ 青甜椒切成小菱形块，备用。

④ 锅置火上，放油烧热，放入鸡块炒至八成熟，盛出；将番茄、土豆、青甜椒下锅翻炒片刻，再放鸡块炒约3分钟，调味即可。

应 用 ▶

用于糖尿病，症见易疲倦、胃口欠佳、血脂偏高等。

分 析 ▶

本菜谱中番茄有健脾益气、生津解渴、清热解毒之效。鸡肉有健脾胃、强筋骨的作用。青甜椒具有开胃消食、降脂的作用。

番茄豆腐炒肉片

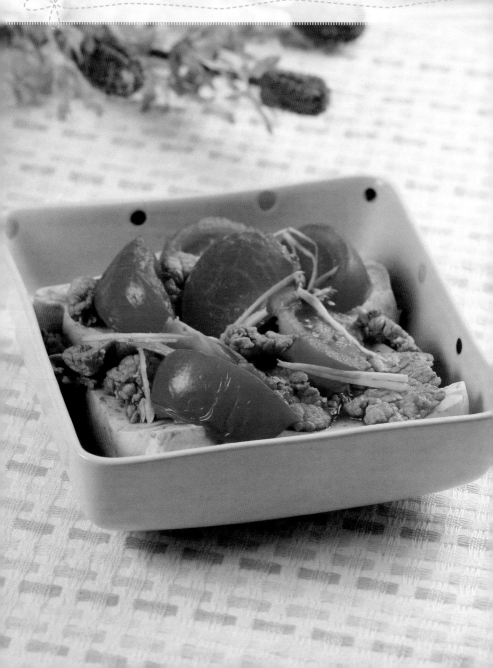

功效： 健脾益气·清热生津

材 料

番茄2个，豆腐1块，猪瘦肉80克，姜丝适量。

调味料

酒、生抽、上汤、油、盐各适量。

做 法

① 番茄洗净，去蒂，一切为四。

② 豆腐略冲洗一遍，切大块，备用。

③ 瘦肉洗净，切片，备用。

④ 锅置火上，放油烧至六成热，放入肉片、姜丝、酒、生抽炒透，再放入番茄、豆腐、上汤炒匀，加入盐稍煮即成。

应 用 ▶

用于糖尿病，症见胃口欠佳、气短乏力、口干咽燥、血脂高。

分 析 ▶

番茄有健脾益气、生津解渴、清热解毒之效。豆腐可清热降火、生津止渴。瘦肉主要有调味和胃、健脾益气的功效。

注意事项：

豆腐偏寒凉，身体虚寒怕冷、口淡者不宜食，痛风患者也不宜食。

番茄炒西蓝花

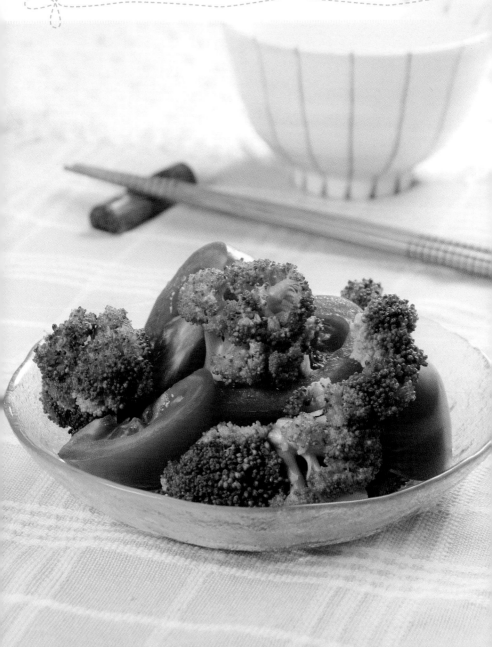

功效 健脾开胃·降脂降糖

材 料

番茄2个，西蓝花320克。

调味料

油、盐各适量。

做 法

① 番茄洗净，去蒂，一切为四。

② 西蓝花掰成小朵，放淡盐水中浸泡5分钟，用清水洗净。

③ 锅放油，烧至六成热，倒入西蓝花翻炒至七成熟，放入番茄块，加入适量盐，炒熟即可。

应 用 ▶

用于糖尿病，症见口干咽燥、胃口欠佳、血压偏高、大便不畅等。

分 析 ▶

番茄有健脾益气、生津解渴、清热解毒之效。西蓝花可润肺利咽、降压降糖、抗氧化、抗癌。

番茄炒蘑菇

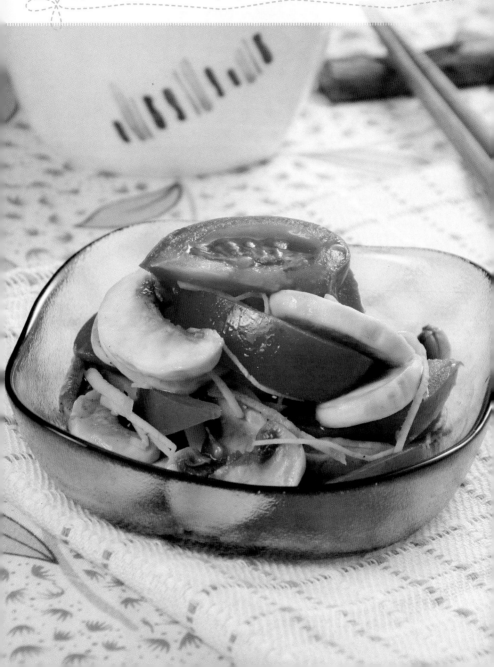

功效： 健脾益气·降脂降压

材　料

鲜蘑菇160克，番茄3个，姜丝适量。

调味料

酒、油、盐各适量。

做　法

① 鲜蘑菇去根洗净，撕成大小适中的块，氽水，捞出晾凉。

② 番茄洗净，切块，备用。

③ 炒锅烧热，倒入油放姜爆香，放入番茄块炒熟。

④ 将鲜蘑菇挤干水分，放入锅内，加入盐、酒翻炒，待蘑菇炒至软滑即可。

应　用 ▶

用于糖尿病，症见短气声低、疲倦乏力、血脂及血压偏高等。

分　析 ▶

蘑菇具有益气健脾、降脂降压、提高抗病能力的作用。番茄有健脾益气、生津解渴、清热解毒之效。两者合用可以加强健脾益气、降脂降压的功效。

！注意事项：

痛风患者及血中嘌呤偏高者不宜吃得太多。

香菇炒嫩葫芦

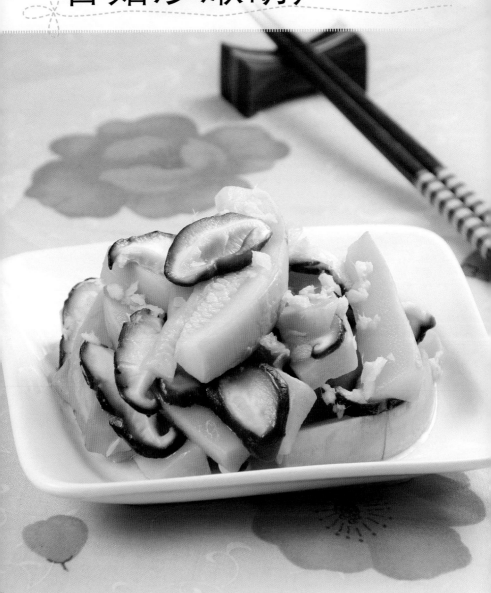

功效：利水祛湿·健脾益气

材料

嫩葫芦瓜1个（约640克），鲜香菇40克，姜末适量。

调味料

盐适量，油、胡椒粉、芝麻油各少许。

做法

① 嫩葫芦瓜洗净去皮，顺切成条，用盐腌一下，挤掉多余水分。

② 香菇去蒂洗净，切成丝。

③ 锅中烧热油，放入香菇、嫩葫芦、盐炒匀，加少许水焖至料熟，撒入胡椒粉，淋上芝麻油即可。

应用▶

用于糖尿病，症见水肿、小便不利、腹水腹胀、疲倦乏力、面黄身重者。

分析▶

葫芦瓜具有利水消肿、祛湿通淋的作用。香菇具有益气健脾、降脂降压、提高抗病能力的作用。虽然这道菜没有直接降低血糖的作用，但各种材料合用后可改善糖尿病所致的并发症。

注意事项：

炒葫芦瓜一定要煮熟煮透，否则易致泻，重者易有中毒现象。

蒜茸炒菠菜

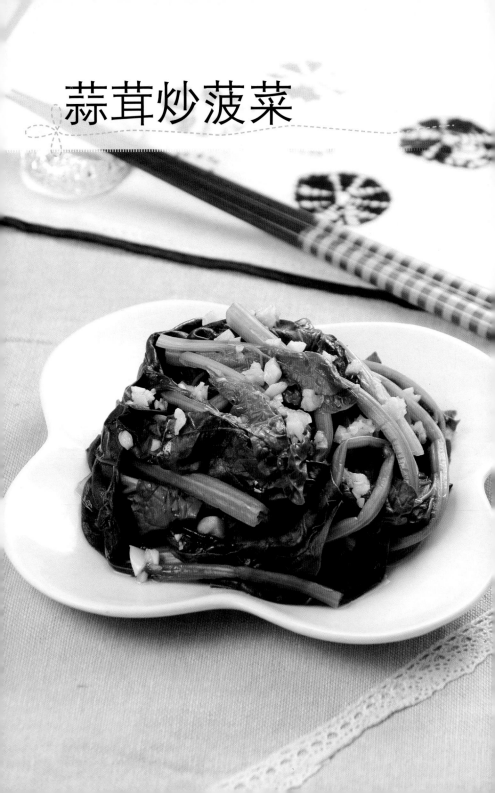

功效： 滋阴养血·健胃调中·润肠通便

材 料
菠菜640克，蒜蓉适量。

调味料
盐适量，油少许。

做 法

① 菠菜去老叶洗净，放入滚水锅中汆水，捞出沥干。

② 锅置火上，放油烧热，加入蒜蓉稍炒一下，再放入菠菜翻炒，加盐调味即可。

应 用 ▶

用于糖尿病，症见习惯性便秘、大便干结、痔疮便血、贫血及坏血病者。

分 析 ▶

菠菜具有滋阴养血、降脂调中、润肠通便的作用。适当加入蒜蓉除了调味之外，还有开胃行滞、降脂降压、解毒降糖的功效。其中，菠菜偏凉，蒜蓉偏温，温凉互制，以达到调和阴阳、腑气畅通、浊气下降的目的。

注意事项：

菠菜不宜与豆腐配伍食用，因为菠菜中的草酸较多，与豆腐中的钙结合可形成草酸钙而不易被吸收。此外，肾功能较弱者不宜多吃菠菜，否则易致肾结石。

蟹粉炒大白菜

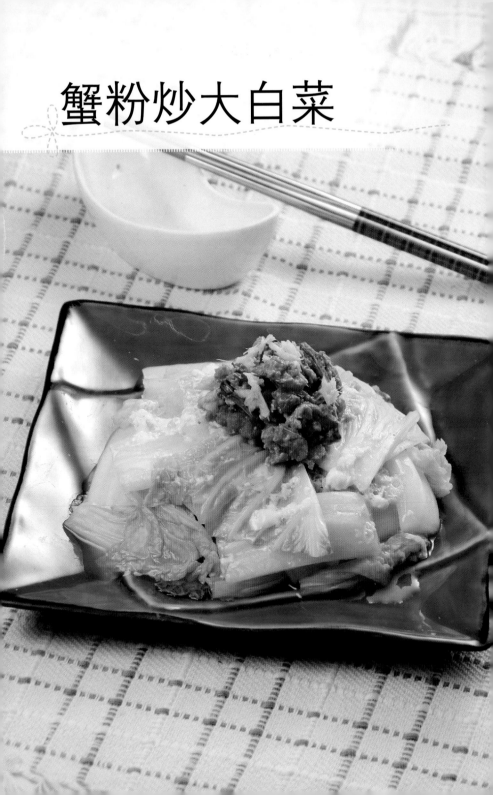

功效：**清热生津·降压降糖**

材　料

大白菜(黄芽白)640克，蟹粉80克，生粉40克，蛋清少许，葱段、姜末各适量。

调味料

油、香醋、生抽及酒、胡椒粉各少许，盐适量，上汤100毫升。

做　法

① 大白菜切去根部和菜头，剥去老叶洗净，顺长一剖为四，再切成5厘米长的段。

② 锅内放适量油烧热，放入大白菜翻炒数下，加入一半的上汤、生抽、盐炒匀，用武火烧至大白菜软后，加少许蛋清，勾芡，上碟。

③ 锅烧热放油，放入葱段、蟹粉、姜末翻炒数下，放入酒、上汤、盐搅匀，烧开后煮半分钟，撒上胡椒粉，再用生粉勾芡。淋上香醋翻炒数下，浇在白菜上即可。

应　用 ▶

用于糖尿病患者口燥口干、小便不利、血压偏高等。

分　析 ▶

大白菜具有清热生津、利水消肿、降压降糖的作用。蟹粉具有养阴调味的作用。

注意事项：

① 中医认为，蟹粉为"发物"之品，凡皮肤敏感、气管敏感、皮肤易生疮者勿食为妥。

② 食后发生过敏者，可用紫苏叶12克，加水2碗半约煮20分钟，频频慢饮，半小时至1小时内可得到缓解。

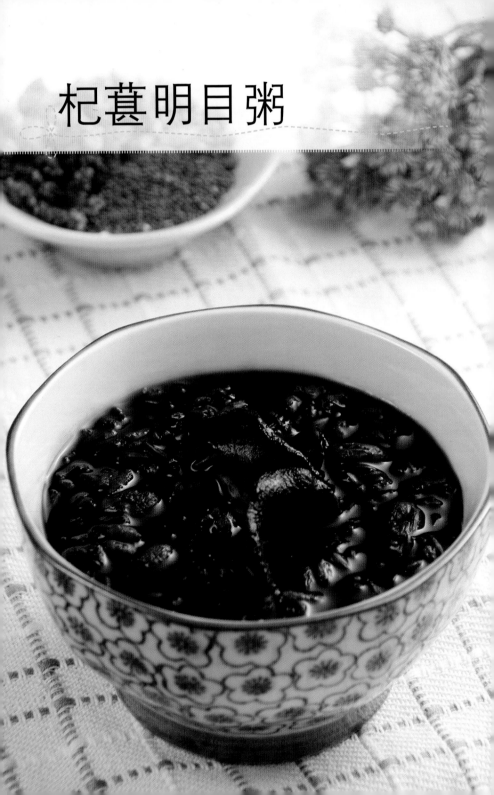

杞葚明目粥

功效： 养肝明目·健脾补肾

材 料

菟丝子、枸杞子各12克，女贞子、桑葚子各16克，黑木耳20克，紫米16克，粳米40克。

做 法

① 洗净菟丝子、女贞子、桑葚，放入纱布袋中；洗净枸杞子，用清水泡软，备用。

② 黑木耳泡发洗净，氽水，去蒂，撕成小块；紫米、粳米用清水浸泡半小时。

③ 紫米、粳米、药袋放入煲中，加适量水煮成粥，再放入枸杞子煮10分钟即可。

应 用 ▶

用于糖尿病患者视力减退、头晕目眩、内障目昏、口干咽燥、眼底出血、易饿乏力等。

分 析 ▶

粥中菟丝子、女贞子、枸杞子、桑葚均有养肝明目、补肾养精之功效，其中枸杞子、桑葚具有降血糖的作用。黑木耳有补血养颜、活血止血的功效，且具有补而不燥、止血不留瘀的优点。紫米、粳米有健脾益气、养胃和中的功效。

注意事项：

紫米的性味、功效与糯米相近，较黏糯滋腻，吃多了不易消化，所以不宜吃多及久食。血糖过高及体质虚弱者不宜放入紫米。

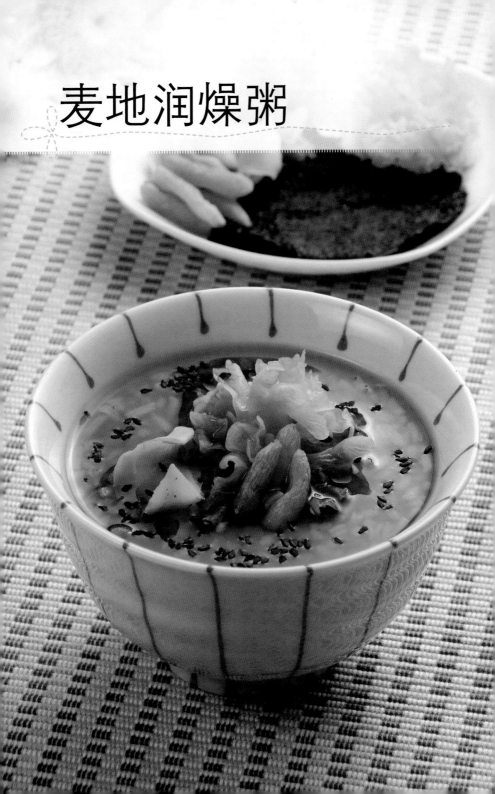

麦地润燥粥

功效： 养阴润燥·生津止渴

材 料

百合、麦冬、黑芝麻各12克，生地黄16克，银耳24克，粳米40克。

做 法

① 百合、麦冬、生地黄洗净，备用。

② 黑芝麻用小火炒香，锅中不用放油。

③ 银耳泡发洗净，去蒂，撕开。

④ 粳米浸泡半小时。

⑤ 所有材料放入煲中，加入适量清水，武火煮滚后转文火煲约1小时即可。

应 用 ▶

用于糖尿病患者口干口渴、咽燥肤燥、大便干燥、心烦意乱等。

分 析 ▶

百合、麦冬、生地黄、银耳均有养阴润燥、生津止渴的功效，其中麦冬、生地黄具有一定降血糖的作用，糖尿病患者多有阴虚内热而现心烦意乱，百合、麦冬配伍使用可养心除烦、平稳心情。黑芝麻具有补肝肾、益精血、润肠燥的功效。粳米可健脾益气、养胃和中，对肠胃有一定的保护作用。

注意事项：

养阴润燥及润肠通便之品(如百合、麦冬、生地黄、银耳、黑芝麻)易导致大便次数增加，所以肠胃消化功能较差而易腹泻者，不宜吃太多。

葛根芩连汤——《伤寒论》

组成：葛根30克，黄芩10克，黄连5克，炙甘草5克。

功效：清泄里热，解肌散邪。

主治：表证未解，邪热入里之糖尿病。身热，下利臭秽，胸脘烦热，口干作渴，喘而汗出，舌红苔黄，脉数或促。

临床应用

主要用于糖尿病所致的肠胃失调症及高血压。

用方要点：身热下利，苔黄，脉数。

临证加减：腹痛——白芍，缓急止痛。

里急后重——木香、槟榔，行气止痛。

注意事项：属于虚寒泄泻者不宜用。

分析

　　方中葛根主入阳明经。阳明外主肌肉，内主胃腑。因此一方面可外解肌表之邪以散热，另一方面内清阳明之热，升发脾胃清阳之气，止泻生津。研究认为，葛根可扩张冠状动脉，增加冠脉流量，扩张血管，使外周阻力下降，而降低血压，对肠管有解痉作用，有解热及降糖的作用。

　　黄连、黄芩均为苦寒之品，有清热燥湿、厚肠止痢的功效。其中黄连具有降糖、降压、镇痛、利胆的作用。炙甘草具有甘缓和中、调和诸药的作用。

葛根加桂枝汤——《伤寒论》

组成：桂枝、芍药、姜、炙甘草各6克，大枣3枚，葛根15克。

功效：解肌发表，升津舒经。

主治：原方用于风寒客于太阳经输，营卫不和证。

桂枝汤证兼项背强而不舒者。

用法：上六味，以水一斗，先煮葛根，减二升，去上沫，内诸药，煮取三升，去滓，温服一升。覆取微似汗，不须啜粥。

现代运用

用于糖尿病，症见普通感冒、流行性感冒、面神经麻痹、重症肌无力、慢性多发性肌炎、高血压、脑动脉硬化、颈椎病等。

> **分析**
>
> 本方由桂枝汤加葛根而成。葛根味辛甘而性平偏凉，具有养阴生津、舒经通络之功效。故而本方除具备桂枝汤解肌祛风、调和营卫的基本功效外，更能通调气血、升津和络以解痉缓急，说明本方通调气血、解痉缓急之功效，是其临床运用的重要方面。

白虎加人参汤——《伤寒论》

组成：知母18克，石膏30~45克（碎，绵裹），甘草（炙）6克，粳米12克，人参9克。

功效：清热泻火，益气生津。

主治：伤寒或温病，里热盛而气阴不足，发热，烦渴，口舌干燥，汗多，脉大无力；暑病津气两伤，汗出恶寒，身热而渴。

用法：上五味，以水1升，煮米熟汤成，去渣。温服200毫升，一日3次分服。

临床应用

流行性出血热（热炽阳明型）及糖尿病所致血管广泛炎症。

糖尿病（阴虚热盛型）所致发热。

> **分析**
>
> 方中知母与石膏配合具有清热泻火生津的作用；甘草、粳米、人参配合具有健脾益气，养胃生津的作用，又可制约知母和石膏，使二药不至于太寒凉。
>
> 研究认为，知母和人参均有降血糖的作用。

黄芪桂枝五物汤——《金匮要略》

组成：黄芪18克，芍药9克，桂枝、姜各6克，大枣3枚。

功效：益气温经，和血通痹。

主治：血痹，症见肌肤麻木不仁，脉微涩而紧。外证身体不仁，如风痹状。

用法：上五味，以水1.2升，煮取400毫升，分3次温服。

临床应用

糖尿病而见肌肤麻木、手足无力、脉微者。如漏肩风、坐骨神经痛、颈椎病、雷诺病、风湿性关节炎等。

适当加减可治疗糖尿病引起的神经病变，还可治疗肩周炎、末梢神经炎、坐骨神经痛、类风湿性关节炎、中风后遗症等疾患。

有案例以本方加牛膝、红花、木瓜和天麻等治疗末梢神经炎；加当归、白芷、细辛、威灵仙等治疗面神经麻痹；加党参、白术、赤芍、川芎等治疗肢端麻木。

分析	方中黄芪具有健脾益气、降血糖的功效；桂枝温阳通血脉；芍药具有养血除痹的功效；大枣、姜合用可调和营卫。诸药配伍共奏补气通阳，养血除痹之效。

四妙勇安汤——《验方新编》

组成：金银花、玄参各90克，当归60克，甘草30克。

功效：清热解毒，活血止痛。

主治：热毒炽盛之脱疽。患肢暗红微肿灼热，溃烂腐臭，疼痛剧烈，或见发热口渴，舌红脉数。

用法：水煎服，一连10剂，全方药味不可少，减则不效，并忌抓擦为要。

现代运用

四妙勇安汤为治疗热毒型脱疽的一则著名古方，具有清热解毒、活血通络的功效。

用于糖尿病性肢体血管病变等。

用于周围动脉病变包括血栓闭塞性脉管炎、动脉硬化闭塞症、急性动脉栓塞。

用于肢体皮肤及免疫性血管病急性炎症或坏死期，亦具有一定疗效。

分析	本方所治之脱疽，为热毒内蕴、血行不畅所致。方中重用金银花清热解毒为君；玄参滋阴清热，泻火解毒为臣；当归活血和营为佐；生甘草解毒，调和诸药为使。四药合用，共奏清热解毒、活血止痛之效。

六味地黄丸(汤)——《小儿药证直诀》

组成：熟地黄24克，山茱萸、淮山各12克，牡丹皮、茯苓、泽泻各9克。

功效：滋阴补肾。

主治：用于肾阴亏损，头晕耳鸣，腰膝酸软，骨蒸潮热，盗汗遗精，消渴。

现代运用

常用于糖尿病、神经衰弱、慢性肾炎、肺结核、高血压、甲状腺机能亢进、无排卵性功能性子宫出血、小儿发育不良、中心性视网膜炎、视神经炎、白内障等属肝肾阴虚者。

分析

方中熟地具有滋阴补肾、填精益髓的功效；山萸肉可保养肝肾，并能涩精；淮山补益脾阴，亦能固精，三药合称"三补"，牡丹皮清泻相火，并制约山萸肉的温涩；泽泻利湿泄浊；茯苓淡渗脾湿，后三药合称"三泻"。总体补药重于"泻药"。现代研究认为，方中熟地、淮山、茯苓、泽泻、山茱萸、牡丹皮等均有一定的降血糖作用。

杞菊地黄丸(汤)——《医级》

组成：熟地黄24克，山萸肉、淮山各12克，泽泻、牡丹皮、茯苓、杞子、菊花各9克。

功效：滋肾养肝明目。

主治：肝肾阴虚证。临床表现：两目昏花，视物模糊，眼睛干涩，迎风流泪等。

现代运用

常用于糖尿病而出现视网膜炎等眼疾，也就是民间俗称糖尿上眼。

分析

方中熟地具有滋阴补肾、填精益髓的功效；山萸肉可保养肝肾，并能涩精；淮山补益脾阴，亦能固精，三药合称"三补"。牡丹皮清泻相火，并制约山萸肉的温涩；泽泻利湿泄浊；茯苓淡渗脾湿，后三药合称"三泻"。杞子有养肝明目的功效，菊花可清肝明目，合用以有攻有补，使清不伤正，补不助火。现代研究认为，方中熟地、淮山、茯苓、泽泻、山茱萸、牡丹皮、杞子等均有一定的降血糖作用。

玉液汤——《医学衷中参西录》

组成：生淮山30克，知母18克，生黄芪15克，生鸡内金(捣细)6克，葛根5克，五味子、天花粉9克。

功效：益气滋阴，固肾止渴。

主治：消渴。口常干渴，饮水不解，小便数多，困倦气短，脉虚细无力。《医学衷中参西录》指出："治消渴。消渴，即西医所谓糖尿病，忌食甜物"。

现代运用

1. 本方为治疗消渴(糖尿病)日久，气阴两虚的常用方。以口渴尿多、困倦气短、脉虚细无力为诊治要点。
2. 糖尿病、尿崩症等，症见口渴尿多，属气阴两虚者，可以本方加减。

分析

方中黄芪有升阳益气、助脾气上升之功效；淮山可补脾固肾以止便数，润肺生津而止口渴；知母和天花粉均有滋阴润燥而止渴；鸡内金可助脾之运化，使水谷化生津液；葛根可升脾中清阳，输津液以溉五脏；五味子可敛阴生津，又能固肾涩精。所以本方有升元气以止渴的功效，适用于元气下陷的消渴症。凡是糖尿病气虚津少、烦渴尿多的，都可应用。现代研究认为，方中淮山、黄芪、知母、葛根、五味子、天花粉等均有降血糖的作用。

参苓白术散——《和剂局方》

组成：人参、白茯苓、白术、淮山各15克，白扁豆12克，莲子肉、薏苡仁、炒甘草各9克，砂仁、桔梗各6克。

功效：益气健脾，渗湿止泻。

主治：脾虚湿盛证。饮食不化，胸脘痞闷，肠鸣泄泻，四肢乏力，形体消瘦，面色萎黄，舌淡苔白腻，脉虚缓。（本方常用于慢性胃肠炎、贫血、慢性支气管炎、慢性肾炎以及妇女带下病等属脾虚湿盛者。）

现代运用

西医诊为消化不良、慢性胃肠炎、附件炎、气管炎等而见有上述证候者，均可用此方治疗。

分析

中医认为本方证是由脾虚湿盛所致。方中人参、白术、茯苓益气健脾渗湿。配伍淮山、莲子肉可健脾益气，兼能止泻；用白扁豆、薏苡仁可助白术、茯苓以健脾渗湿，用砂仁可醒脾和胃，行气化滞，桔梗可宣肺利气，通调水道，又能载药上行，培土生金；炒甘草可健脾和中，调和诸药。综观全方，补中气，渗湿浊，行气滞，使脾气健运，湿邪得去，则诸症自除。

现代研究认为，方中人参、白术、茯苓、淮山等均有降血糖的作用。

桂枝加龙骨蚝豉汤——《金匮要略》

组成：桂枝、芍药、姜、龙骨、蚝豉各9克，甘草6克，大枣12枚。

功效：调和阴阳，潜阳固涩。

主治：治虚劳阴阳两虚，夜梦遗精，少腹弦急，阴头寒，目眩发落，脉象极虚芤迟，或芤动微紧；亦治下焦虚寒，少腹拘急，脐下动悸之遗尿证。心肾虚寒失精证。症见男子遗精，女子梦交，脉虚芤而迟，可伴见盗汗虚热，脱发，目眶痛，少腹急痛等。

现代运用

1. 用于糖尿病而出现上述证候者。
2. 用于糖尿病而出现荨麻疹、皮肤瘙痒，症见上述证候者。
3. 用于治疗癔症、失眠、遗精或滑精、不孕症、先兆流产、久泻、更年期综合征、盗汗、小儿支气管炎等属上述证候者。

分析

方中桂枝具有解肌发表而祛在表之风，助能通经络；白芍可益阴柔肝；桂枝配合芍药可达调和气血阴阳、解表通络的作用；配合龙骨、蚝豉（牡蛎）可潜阳平肝、镇心安神；姜可解表祛风、和胃止呕；大枣可益气健脾；甘草可调和药性。

虽然现代研究认为，方中并无特别降血糖的中药，但本方通过调养阴阳气血，对身体进行全面的整体调节，以调养糖尿病的并发症及有关身体功能失调。

索引

索引